Best of Therapie

Mit „Best of Therapie" zeichnet Springer die besten Masterarbeiten aus den Bereichen Ergotherapie, Logopädie und Physiotherapie aus. Inhalte aus den etablierten Bereichen der Therapiewissenschaft, Pädagogik, des Gesundheitsmanagements und der Grundlagenforschung finden hier eine geeignete Plattform. Die mit Bestnote ausgezeichneten Arbeiten wurden durch Gutachter empfohlen und behandeln aktuelle Themen rund um die Therapiewissenschaften im Gesundheitswesen.

Die Reihe wendet sich an Praktiker und Wissenschaftler gleichermaßen und soll insbesondere auch Nachwuchswissenschaftlern Orientierung geben.

Weitere Bände in der Reihe http://www.springer.com/series/15357

Susanne Denise Kröckel

Aspekte systemischer Supervision in der Lehrlogopädie

Die Grundlagen

Mit einem Geleitwort von Johannes Groß und
Prof. Dr. Rolf Arnold

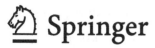

Susanne Denise Kröckel
Würzburg, Deutschland

Best of Therapie
ISBN 978-3-658-21808-9   ISBN 978-3-658-21809-6   (eBook)
https://doi.org/10.1007/978-3-658-21809-6

Die Deutsche Nationalbibliothek verzeichnet diese Publikation in der Deutschen National-
bibliografie; detaillierte bibliografische Daten sind im Internet über http://dnb.d-nb.de abrufbar.

Gedruckt auf säurefreiem und chlorfrei gebleichtem Papier

Springer ist ein Imprint der eingetragenen Gesellschaft Springer Fachmedien Wiesbaden GmbH
und ist ein Teil von Springer Nature
Die Anschrift der Gesellschaft ist: Abraham-Lincoln-Str. 46, 65189 Wiesbaden, Germany

Geleitwort

Frau Kröckel ist es gelungen, den wissenschaftlichen Horizont eines Studiums in fruchtbarer Weise auf die institutionelle Ausbildungspraxis der Logopädie anzuwenden. Gelingt ein solcher Brückenschlag, so ist er von großem Interesse für alle an einer derartigen Profession Beteiligten.

Es ist sicherlich keine Ausnahme, dass sich auch die Logopädieausbildung mit der Anforderungslage konfrontiert sieht, tiefgreifenden Wandel (z.B. im Sinne des Paradigmenwechsels zur Kompetenzorientierung) mit der effektiven Gestaltung laufender, gesetzter Programme und einer erfolgreichen alltäglichen Performanz zu vereinbaren.

Der systemische Ansatz erscheint in dieser Situation insbesondere auf dem Gebiet der (Ausbildungs-) Supervision als ein wirkungsvolles Vorgehen, das die Beteiligten wohl wie keine andere Konzeption zunehmend in die Lage versetzen kann, sich unter den Bedingungen von Komplexität und Wandel selbst zu verstehen und zu bewähren. Zugleich handelt es sich allerdings – und das arbeitet die Autorin gut und nachvollziehbar heraus – um eine Programmatik, die nicht einfach fragmentarisch hinzugefügt und eingebaut werden kann: Denn eine systemische Vorgehensweise bedeutet und liefert immer auch Irritationen und zurückwirkende Impulse für die ausbildende Institution selbst. Mit anderen Worten: Ohne eine entsprechende Einlassung auf Selbstveränderung zum Beispiel einer Berufsfachschule wird systemische Supervision kaum ihr Potenzial entfalten können.

Umso wichtiger ist es dann, wie den aufgeworfenen Widersprüchen, Unklarheiten und Ambiguitäten zu begegnen ist: Die Autorin zieht sich weder in die komfortable Abstraktionszone einer theoretischen Betrachtungsweise zurück, die für Ausbildungsbeteiligte kaum verwertbar sein wird, noch erliegt sie der Versuchung, dem verstehbaren Bedürfnis nach rezepthaften Handlungsanweisungen zu entsprechen, womit sie den Korridor nachhaltigen, konstruktiven Wandels verlassen würde. Vor diesem Hintergrund ist die zur Verfügung gestellte Illustration methodischer Instrumente und Hilfsmittel eine hilfreiche Ergänzung, denn sie liefert ein anschauliches Beispiel dafür, wie eine systemisch geprägte Supervisionspraxis konkret aussehen kann.

Die in der Arbeit aufgeworfenen Fragen werden also auf eine Weise adressiert, die eine produktive Spannung im Verhältnis von Routine und

Wandel, von theoretisch abzuleitenden Erkenntnissen und praxisgerechten Vorschlägen hält. Die Qualität der so beschriebenen, gangbaren Pfade rechtfertigt eine Veröffentlichung.

Johannes Groß
(Lehrbeauftragter für den
Masterstudiengang Systemische Bildung

Prof. Dr. Rolf Arnold
(Wissenschaftlicher Direktor
DISC TU Kaiserslautern)

Vorwort

In meiner Faszination für die menschliche Stimme und ihre vielfältigen Ausdrucksmöglichkeiten, meine Vorliebe für klassischen Gesang sowie das Interesse an einem helfenden Beruf, medizinischen Fragestellungen und der Kommunikation als solcher wurde ich auf das Berufsbild des Logopäden aufmerksam.

Ich sah darin eine Vielzahl meiner Interessen vereint und fühlte mich von der Idee, Hobby (Gesang) und Beruf (u.a. Stimmtherapien) zu verknüpfen, inspiriert, sodass ich mich entschloss, selbst Logopädin zu werden. Ich schloss 2001 meine Berufsausbildung zur Logopädin in Ingolstadt erfolgreich ab und begann meinen beruflichen Werdegang mit der Behandlung von Patienten in der logopädischen Praxis und Klinik. Nach einigen Jahren wagte ich den Quereinstieg als Lehrlogopädin an der Berufsfachschule für Logopädie Würzburg. Über die Lehre entwickelte ich ein zunehmendes Interesse, meine Arbeitsweise auch wissenschaftlich auszurichten und zu fundieren. Dieses Anliegen konnte ich u.a. im Studiengang Systemische Beratung an der TU Kaiserslautern verwirklichen, indem ich mich ausgiebig mit dem Thema Beratungskompetenz, die in meinem Beruf ein essentielles Handlungsfeld darstellt, beschäftigte. Für meine Masterarbeit erwuchs in mir der Wunsch, mich mit den Möglichkeiten einer systemischen Supervision auseinanderzusetzen, um diese konkret für meine Tätigkeit als Supervisorin in der logopädischen Ausbildungssupervision methodisch nutzbar zu machen.

Diese Arbeit entstand in einer besonderen Zeit. Ich danke allen Menschen, die mich beim Erstellen dieser Arbeit unterstützt haben.

Allen voran danke ich meinem Mann, der mir Halt, Kraft und Mut gibt.

Meinen Kindern – für Staunen, Lachen und Zerstreuung.

Ein großer Dank gilt meinen Eltern – ohne sie wäre nicht nur diese Arbeit nicht möglich gewesen.

Ein weiterer Dank geht an meine Schwiegereltern, die am Wochenende die Familie bei Laune und mir den Rücken freigehalten haben.

Meiner Freundin und Kollegin Anja danke ich für inspirierende Fachgespräche, Motivation, Unterstützung und Ablenkung gleichermaßen.

Würzburg   Susanne Kröckel

Institutionsprofil DISC

Das Distance and Independent Studies Center (DISC) wurde 1992 als Zentrum für Fernstudien und Universitäre Weiterbildung gegründet und ist eine zentrale wissenschaftliche Einrichtung der Technischen Universität Kaiserslautern. Das DISC beinhaltet die drei Bereiche: Zentrum für Fernstudien und universitäre Weiterbildung (ZFUW), eTeaching Service Center (eTSC) und Selbstlernzentrum (SLZ) in denen das übergreifende Aufgabenspektrum des DISC jeweils in unterschiedlichen Feldern aufgegriffen wird: Fernstudium (ZFUW), digitaler E-Teaching-Support (eTSC) und Selbstlernfähigkeiten (SLZ). Seine Aufgaben bestehen insbesondere in der Initiierung und Entwicklung von Weiterqualifikationsangeboten für Hochschulabsolventinnen und -absolventen. Das Spektrum der Maßnahmen, die in Zusammenarbeit mit den Fächern und Fachbereichen der TU angeboten werden, umfasst postgraduale Fernstudiengänge von unterschiedlicher Dauer und mit unterschiedlichen Abschlüssen. Alle Fernstudiengänge können berufsbegleitend absolviert werden. Zurzeit sind mehr als 4.200 Studierende aus ganz Deutschland, den europäischen Nachbarländern und auch aus Übersee in folgenden Studiengängen eingeschrieben:

ABTEILUNG „HUMAN RESOURCES"
European Adult Education (Zertifikat)
Erwachsenenbildung (Master of Arts)
Personalentwicklung (Master of Arts)
Schulmanagement (Master of Arts)
Systemisches Management (Zertifikat)
Systemische Beratung (Master of Arts)
Sozialwissenschaften: Organisation und Kommunikation (Master of Arts)
Organisationsentwicklung (Master of Arts)
ABTEILUNG „MANAGEMENT & LAW"
Master of Evaluation (Master of Arts)
Management von Gesundheits- und Sozialeinrichtungen (Master of Arts)
Management von Kultur- und Non-Profit-Organisationen (Master of Arts)
Nachhaltige Entwicklungszusammenarbeit (Master of Arts)
Ökonomie und Management (Master of Arts)
Steuerrecht für die Unternehmenspraxis (Master of Laws)
Wirtschaftsrecht für die Unternehmenspraxis (Master of Laws)
ABTEILUNG „SCIENCE & ENGINEERING"

Anlagensicherheit (vorbehaltlich der Akkreditierung)
Brandschutzplanung (Master of Engineering)
Financial Engineering (vorbehaltlich der Akkreditierung)
Medizinische Physik (Master of Science)
Medizinische Physik und Technik (Zertifikat)
Nanobiotechnology (Zertifikat) Nanotechnology (Master of Science)
Psychologie kindlicher Lern- und Entwicklungsauffälligkeiten (Master of Science)
Software Engineering for Embedded Systems (Master of Engineering)

Institutionsprofil TU Kaiserslautern

Als Campus-Universität mit rund 14.700 Studierenden bietet die Technische Universität Kaiserslautern in zwölf Fachbereichen rund 100 zukunftsorientierte Studiengänge an und gewährleistet durch ihre überschaubare Größe engen Kontakt zu Professoren sowie eine ausgezeichnete Betreuungssituation. Mit vielen attraktiven Studiengängen – von Biophysik, Bio- und Chemieingenieurwissenschaften über Lebensmittelchemie bis hin zu Technomathematik – hat die TU ihren Studierenden einiges zu bieten. Die meisten Studiengänge besitzen einen interdisziplinären Ansatz, verbinden somit verschiedene Fachgebiete. Der Studienabschluss in einem MINT-Fach (Mathematik, Informatik, Naturwissenschaften, Technik) eröffnet interessante und vielfältige Berufsperspektiven. Die TU Kaiserslautern genießt in Forschung und Lehre international hohes Ansehen. Die Studierenden und (Nachwuchs-)Wissenschaftlerinnen und Wissenschaftler profitieren von den zahlreichen international renommierten Forschungseinrichtungen, die im Bereich der angewandten Forschung eng mit der TU kooperieren. Das sind u.a. zwei Fraunhofer-Institute, ein Max-Planck-Institut, das Deutsche Forschungszentrum für Künstliche Intelligenz und das Institut für Verbundwerkstoffe.

DER WISSENSCHAFTSSTANDORT KAISERSLAUTERN IST EINES DER GRÖSSTEN IT-CLUSTER IN EUROPA

Die TU ist Mitglied im Verbund „Universität der Großregion – UniGR"; hierzu gehören außerdem die Universitäten in Lothringen, Lüttich, Luxemburg, Saarbrücken und Trier. Das bedeutet, die Studierenden der TU dürfen z.B. auch die Lehrangebote der Partneruniversitäten nutzen. Weitere Informationen: www.uni-kl.de/uni-gr. Attraktiv ist auch die Wohnungssituation für Studierende: In unmittelbarer Nähe zum Campus stehen mehr als 2.000 Wohnheimplätze zur Verfügung, die selbstverständlich alle auch kostenlosen Internet-Zugang bieten. Sowohl ausländische Studierende als auch Wissenschaftlerinnen und Wissenschaftler aus dem Ausland betreut die Abteilung Internationale Angelegenheiten/ISGS mit einem breiten Unterstützungsangebot, um sich schnell im Studium bzw. am Standort Kaiserslautern einzuleben. Der wissenschaftliche Nachwuchs (z.B. Promotionsstudierende) wird durch den TU-Nachwuchsring in seiner persönlichen und fachlichen Entwicklung unterstützt.

Der Campus der TU hat auch über die fachliche Ausbildung hinaus einiges zu bieten. Der Unisport ist mit einer sehr breiten Palette an sportlichen Aktivitäten und seinen attraktiven Exkursionen ein wichtiger Baustein im Freizeitangebot der TU. Konzerte, Theater, Kino und Ausstellungen beleben abends das kulturelle Ambiente auf dem Campus. In zahlreichen studentischen Arbeitsgruppen kann sich jeder seinem Hobby widmen. Vielfältige Festivitäten, wie etwa der Sommerball oder das Sommerfest, runden das Freizeitangebot der TU Kaiserslautern ab.

Inhaltsverzeichnis

Abkürzungsverzeichnis

BBK	Bundesbildungskommission
BDSL	Bundesverband Deutscher Schulen für Logopädie
BFS	Berufsfachschule
BKQM	Bundeskommission für Qualitätsmanagement
CO	Cotherapeut
CPLOL	Comité Permanent de Liaison des Orthophonistes/ Logopèdes de l'Union Européenne
dbl	Deutscher Bundesverband für Logopädie
DGSv	Deutsche Gesellschaft für Supervision
DQR	Deutscher Qualifikationsrahmen für lebenslanges Lernen
ECTS	European Credit Transfer System
ICF	International Classification of Functioning, Disability and Health
LogAPrO	Logopäden-Ausbildungs- und Prüfungsordnung
MSS	Sprachheilschule Maria Stern
PTSTA	Provisional Teaching and Supervising Transactional Analyst
TH	Therapeut

Abkürzungsverzeichnis

1 Einleitung

1.1 Ausgangssituation

Wirft man einen kurzen Blick in die Historie des Logopädieberufes, so stellt man fest, dass sich das Berufsbild des Logopäden[1] Ende des 19. Jahrhunderts aus dem Berufsbild des phoniatrischen Assistenten entwickelte (vgl. Siegmüller/Pahn, 2009, S. 34). Die Bezeichnung Logopädie wurde erstmals 1913 durch den Phoniater Emil Froeschels determiniert und aus seiner Sicht klar als medizinische Wissenschaft positioniert (vgl. Grohnfeldt, 2013, S. 6). Seine Forderung nach einer akademischen Logopädieausbildung, die er 1926 auf dem von ihm mitbegründeten Internationalen Wiener Kongress für Logopädie und Phoniatrie formulierte, wurde indes in Deutschland – im Gegensatz zu den anderen westeuropäischen Ländern – nicht weiterverfolgt (vgl. Grohnfeldt 2016, S. 12).

1980 wurde das Logopädengesetz verabschiedet, das zur staatlichen Regelung einer einheitlichen dreijährigen Ausbildung durch die „Logopäden-Ausbildungs- und Prüfungsordnung" (LogAPrO) sowie zum Schutz der Berufsbezeichnung des Logopäden führte. Damit verbunden entstand eine finanzielle Grundlage sowie eine Statussicherheit für das Berufsbild des Logopäden, die mit Sicherheit ihren Wert hatte, aber auch den Bestrebungen einer grundständigen Akademisierung der Logopädie zumindest vorübergehend entgegenwirkte (vgl. Grohnfeldt, 20013, S. 7f.).

Doch der Wunsch nach einer grundständigen Akademisierung war damit nicht vom Tisch und wurde 2009 durch die im deutschen Bundestag beschlossene „Modell- bzw. Öffnungsklausel" unterstützt, die u.a. der Logopädie eine zeitlich befristete Erprobung logopädischer Ausbildungskonzepte auf Hochschulniveau ermöglicht (vgl. ebd., S. 9). Laut Schrey-Dern zeigt die anschließende Evaluation der seitdem eingerichteten Modellstudiengänge wie wichtig und auch notwendig die Einrichtung wissenschaftlicher logopädischer Studiengänge ist. Zudem sieht sie in der Einrichtung von Hochschulstudiengängen „(...) eine fachlich-inhaltliche Ant-

---

1 Genderhinweis: Im Sinne einer besseren Lesbarkeit der Texte wurde entweder die männliche oder die weibliche Form von personenbezogenen Formulierungen gewählt. Entsprechende Begriffe gelten im Sinne der Gleichbehandlung für beide Geschlechter.

© Springer Fachmedien Wiesbaden GmbH, ein Teil von Springer Nature 2018
S. D. Kröckel, *Aspekte systemischer Supervision in der Lehrlogopädie*,
Best of Therapie, https://doi.org/10.1007/978-3-658-21809-6_1

wort auf die immer komplexer werdenden Anforderungen eines zukunfts-
weisenden Gesundheitssystems (...)." (vgl. Schrey-Dern, 2015, http://
www.dbl-ev.de/service/meldungen/einzelansicht/article/dbl-fordert-zuegi
ge-akademisierung-der-logopaedieausbildung.html)

Die Logopädie steckt mit dem Bestreben nach Akademisierung in einem
großen Veränderungsprozess und sieht sich auch mit der Frage nach
dem eigenen Selbstverständnis konfrontiert. Sie generiert ihr Wissen zur
Behandlung von Sprach-, Sprech-, Stimm- und Schluckstörungen aus
einem interdisziplinär ausgerichteten Wissenschaftsverständnis. Zu nennen sind hier mindestens die vier Bezugsdisziplinen Medizin, Linguistik,
Pädagogik sowie die Psychologie (vgl. Deutscher Bundesverband für
Logopädie, 1998, S. 6). Gleichzeitig versteht sie sich als eigene Profession und versucht, eine eigene Forschungsidentität zu entwickeln (vgl.
Siegmüller, 2009, S. 35).

In der LogAPrO ist die Ausbildungs- und Prüfungsordnung für die Logopädieausbildung geregelt, wobei der Stundenumfang theoretischer und
praktischer Lerninhalte explizit vorgegeben ist (vgl. https://www.gesetze-
im-internet.de/LogAPrO/BJNR018920980.html). Der Bayerische Lehrplan
gibt vor, dass sich der Unterricht an einer Logopädieschule an „(...) einer
für ihre Aufgabe spezifischen Pädagogik ausrichten [solle], die Handlungsorientierung beton(t)[e] (...)" (vgl. Heuschneider et al., 2000, S. 4).
Die enge Verknüpfung von Theorie und Praxis soll ein grundsätzliches
didaktisches Anliegen sein, wobei die Selbstständigkeit der Schüler stets
im Vordergrund stehen solle (vgl. ebd., S. 1,172).

Bezogen auf Stundenumfänge oder auf die einzelnen Fachbereiche innerhalb der Logopädie sind konkrete Richtlinien im Bayerischen Lehrplan
formuliert, was der angehende Logopäde erlernen soll (z.B. Planen und
Durchführen einer Therapie, Anwendung der Kommunikationstheorie
nach Watzlawick, ...). Im Gegensatz dazu obliegt es größtenteils der
pädagogischen Freiheit Lehrender, in eigener Initiative zu überlegen, wie
diese Ziele erreicht werden und welche Konzepte und Wissenschaftstheorien maßgeblich handlungsleitend im Hintergrund stehen können (vgl.
ebd., S. 187). Diese sogenannte „pädagogische Freiheit" impliziert eine
große Herausforderung für die lernbegleitende Lehrlogopädin sowie Su-

pervisorin[2] und wird aktuell von den verschiedenen logopädischen Lehranstalten unterschiedlich gelöst.

Zusätzlich vollzieht sich aktuell nicht nur in der Logopädie, sondern auch im gesamten Bildungswesen ein Paradigmenwechsel, indem die Bildungsgänge nicht mehr durch konkrete Lerninhalte, sondern durch entsprechende Handlungskompetenzen und Outcomes repräsentiert werden sollen (vgl. Bals, 2011, S. 68-75).

Rausch et al. entwickelten zu diesem Thema 2014 ein Kompetenzprofil für die Logopädie, das konkret das Leistungsvermögen sowie die Leistungsbereitschaft beschreibt, „(...) die als Lernergebnisse bei Abschluss einer Qualifikation in einer ganz bestimmten Ausprägung zu erwarten sind" (vgl. Rausch et al. 2014, S. 5). Die Aspekte Leistungsvermögen und Leistungsbereitschaft definieren dabei Kompetenzen, deren Ausprägung mit Hilfe der Taxonomie des Deutschen Qualifikationsrahmens (DQR) widergespiegelt wird (vgl. ebd., S. 5).

Im Bereich "Qualifizieren und Anleiten" des Kompetenzprofils wird beschrieben, über welche Kompetenzen eine therapeutisch-klinische Logopädin verfügen sollte, um beispielsweise im Rahmen von Praxisanleitung und Praktikantenbetreuung zum Kompetenzerwerb von Studierenden beizutragen. Diese Beschreibung kann selbstverständlich auch für Lehrende als Anregung und Orientierung gelten, um ein eigenes Kompetenzprofil zu entwickeln, wobei die eigentliche Frage nach einer handlungsleitenden Theorie (im Sinne von wie bilde ich aus, wie supervidiere ich) für Lehrlogopäden und die Ausbildungssupervision[3] damit nicht beantwortet werden kann (vgl. ebd., S. 65f.).

Die von der Bundeskommission für Qualitätsmanagement (BKQM) in Kooperation mit der Bundesbildungskommission (BBK) des dbl erfolgte Weiterentwicklung und Aktualisierung der "Mindestanforderungen an Lehrlogopädinnen" leistet einen wichtigen Beitrag zur Qualitätssicherung der Logopädieausbildung (auch auf Hochschulniveau), indem ein Qualifizierungsportfolio definiert wird, über das danach zertifizierte Lehrlogopädinnen verfügen (vgl. https://www.dbl-ev.de/derdbl/qualitaetsmanage ment/quali-taetssicherung-in-der-ausbildung/lehrlogopaedin-dbl-lehrende-

---

2 Die Begriffe Lehrlogopädin, Lehrkraft und Supervisorin werden häufig synonym verwendet, da in der Logopädie Lehrende häufig beide Rollen ausfüllen, die der Lehrkraft und die der Supervisorin gleichermaßen.

3 Ausbildungssupervision ist Teil der fachpraktischen Ausbildung angehender Logopäden und wird im Verlauf noch genauer definiert.

dbl.html). Aber auch dieses Anforderungsprofil löst nicht das Problem, dass damit noch keine Empfehlung für Lehrende oder auch Supervisoren existiert, in welchem theoriegeleiteten Denkrahmen sie ihre oft hochqualifizierte Berufsbildung in der Lehre zur Praxis bringen können.

Es kann anerkennend festgestellt werden, dass sich sowohl der dbl als auch der BDSL sowie die verschiedenen ausbildenden Institutionen diesen hohen Ansprüchen an das Berufsbild des Logopäden und den damit verbundenen Fragen in Zeiten des Wandels mit großem Engagement stellen.

Es gibt durchaus Konzepte, die innerhalb der Logopädie handlungsleitend wirken, wie z.b. das Kommunikationsquadrat nach Schulz von Thun, Axiome der Kommunikationstheorie nach Watzlawick, Clinical Reasoning (Konzept therapeutischer Entscheidungsfindung) oder auch diverse Therapiekonzepte innerhalb der logopädischen Fachgebiete (z.b. Funktionale Stimmübungen nach Rohmert, Stottertherapie nach Van Riper, ...). Hervorzuheben ist das Modell der International Classification of Functioning, Disability and Health (ICF), das auf ressourcenorientierte sowie individuums- und alltagsbezogene Weise gesundheitsbezogene Fähigkeiten und Aspekte beschreibt. Die Partizipationsziele werden in einem gemeinsamen Entscheidungsfindungsprozess zwischen Therapeut und Patient ausgehandelt und sind für die sich anschließende Therapie handlungsleitend (vgl. Grötzbach/Iven, 2009, S. 12).

Dennoch gibt es aus meiner Sicht in der fachpraktischen[4] Logopädieausbildung keine übergeordnete Theorie, die der Lehrlogopädin und der Supervisorin einen geeigneten Denkrahmen für die Umsetzung der anspruchsvollen Lehraufgaben bietet.

Verortet man die Geburtsstunde der Logopädie in der gesellschaftlichen Ambivalenz der Moderne, so ist anzunehmen, dass die Logopädie von heute als postmoderne Disziplin mit dazu beiträgt, deren Widersprüche, Paradoxien oder ambivalente Situationen angeregt auszuhalten und umgedeutet weiterzuführen (vgl. Wirth 2005, S. III).

---

4   Die fachpraktische Ausbildung/Fachpraxis umfasst jeglichen praktischen Unterricht innerhalb der Logopädieausbildung.

1.2 Zielsetzung der Arbeit

Die Arbeit beschäftigt sich dementsprechend damit, ob und wie eine systemisch ausgerichtete Supervision – im Kontext einer postmodernen Profession – einen geeigneten theoriegeleiteten Denkrahmen für die logopädische Ausbildungssupervision bieten könnte und wie dieser umsetzbar wäre. Welche systemischen Methoden können in den unterschiedlichen und auch herausfordernden Settings logopädischer Ausbildungssupervision beim Erwerb von therapeutischen Kompetenzen unterstützen?

1.3 Gliederung und Aufbau

Diese Arbeit beginnt mit einem historischen Überblick über das Berufsbild des Logopäden und seine engagierte Entwicklung von einem phoniatrischen Assistenzberuf zu einer eigenen Profession im Kontext des Akademisierungsbestrebens. Im Hinblick auf das Thema der Arbeit soll die gegenwärtige Situation der im Wandel begriffenen Logopädie skizziert werden, die besonders in der fachpraktischen Ausbildung von einem handlungsleitenden Konzept für Lehrende in der Ausbildungssupervision profitieren könnte.

Im zweiten Kapitel wird die Berufsfachschule für Logopädie Würzburg sowie ihre Ausbildungsstruktur im Kontext des Hochschulstudienganges Akademische Sprachtherapie/Logopädie beschrieben. Dabei liegt der Schwerpunkt auf der Darstellung der klinisch-praktischen Logopädieausbildung, der Ausbildungssupervision sowie dem Kompetenzprofil der Lehrenden, um einen Eindruck von den Gegebenheiten zu erhalten, in denen Möglichkeiten zur systemischen Supervisionspraxis diskutiert werden sollen.

Im dritten Kapitel geht es um die allgemeine Begriffsklärung und Definition von Supervision sowie deren Entstehungskontext.

Das vierte Kapitel widmet sich der Entwicklung, Darstellung und Definition Systemischer Supervision sowie der wichtigsten dazugehörigen theoretischen Grundlagen. Im fünften Kapitel werden die aus dem systemtheoretischen Konzept resultierenden Konsequenzen für eine systemische Arbeitsweise dargelegt und in den Kontext der logopädischen Ausbildungssupervision der BFS Logopädie Würzburg übertragen. Dabei liegt das Hauptaugenmerk auf Aspekten, die aus systemischer Sicht im Kon-

text der logopädischen Ausbildungssupervision handlungsleitend sein
können. Die Arbeit schließt mit dem sechsten Kapitel, in dem die Forschungsfrage beantwortet wird. Im Geiste von Möglichkeiten und kriti-
schen Aspekten erfolgt eine reflektierende Auswertung der Arbeit sowie
eine Auseinandersetzung mit weiteren Forschungsfragen.

1.4 Methodik/Vorgehensweise

Die vorliegende Arbeit ist überwiegend theoretisch sowie textverarbeitend
ausgerichtet und gründet methodisch somit auf einer entsprechenden
Literaturrecherche. Besonders im fünften Kapitel fließt in die Reflexion
geeigneter Rollen, Haltungen, Methoden und Handlungsansätze das aus
der Praxis gewonnene Erfahrungswissen mit ein.

2 Die Berufsfachschule für Logopädie Würzburg im Kontext des Studiengangs Logopädie

Die Berufsfachschule (BFS) für Logopädie Würzburg wurde 2002 in Würzburg gegründet und ist in Trägerschaft der Caritas-Schulen ggmbH. Die Caritas-Schulen ggmbH ist kirchlicher Träger einer Reihe von Bildungseinrichtungen (z.b. Berufsfachschulen, Fachakademien, Sonderpädagogischen Förderzentren) im Raum Unterfranken (vgl. http://www. caritas-schulen.de/index.html). 2011 wurde die BFS Logopädie Würzburg erstmals nach der Norm DIN EN ISO 9001:2008 zertifiziert. Damit verbunden praktiziert sie ein umfassendes Qualitätsmanagement, welches auch regelmäßige Rezertifizierungen umfasst. Die Zertifizierung von 2017 erfolgte nach der Norm DIN EN ISO 9001:2015 und bildet den aktuellen Stand ab.

In Kooperation mit der Julius-Maximilians-Universität Würzburg bietet die BFS für Logopädie in Würzburg seit 2014 den Studiengang der „Akademischen Sprachtherapie/ Logopädie" als ausbildungsintegrierenden dualen Bachelorstudiengang (Erwerb von 210 ECTS-Punkten, Bachelor of science) an. Damit trägt sie der gegenwärtigen Entwicklung in Deutschland, logopädische Hochschulstudiengänge probeweise einzurichten, Rechnung. Die Ausrichtung des dualen Studienganges orientiert sich dabei an hohen Qualitätsstandards, wie sie beispielsweise der dbl und der BDSL sowie auch die Arbeitsgruppe des Comité Permanent de Liaison des Orthophonistes/Logopèdes de l'Union Européenne (CPLOL) auf europäischer Ebene fordern (vgl. https://www.dbl-ev.de/service/ meldungen/einzelansicht/article/definition-der-logo-paedie-ergebnis-einer-internationalen-zusammenarbeit-auf-cplol-ebene.html).

Die gegenwärtige Situation des Umbruchs, in der Berufsfachschulen neben Hochschulstudiengängen koexistieren, erklärt auch die parallel verwendeten Begrifflichkeiten (z.B. Schüler vs. Student, Lehrplan vs. Curricular, ...) aus dem Sprachgebrauch der schulischen Ausbildungssituation neben dem sich nun etablierenden akademischen Sprachgebrauch im Rahmen des Hochschulstudiums. In Anbetracht dieses Veränderungsprozesses und des sich neu etablierenden Selbstverständnisses, das auch die Reflexion bestehender Situationen miteinschließt, ist es

© Springer Fachmedien Wiesbaden GmbH, ein Teil von Springer Nature 2018
S. D. Kröckel, *Aspekte systemischer Supervision in der Lehrlogopädie*,
Best of Therapie, https://doi.org/10.1007/978-3-658-21809-6_2

aktuell noch nötig, auf das Repertoire beider Begrifflichkeiten zurückzugreifen.

Die Berufsfachausbildung schließt gemäß der LogAPrO nach drei Jahren mit dem Staatsexamen zur staatlich anerkannten Logopädin ab und verleiht nach bestandener Prüfung die Berufsurkunde zur staatlich anerkannten Logopädin. Gleichzeitig erhält die angehende Logopädin eine volle Kassenzulassung, die ihr nach bestimmten Richtlinien eine Abrechnung der geleisteten Therapien mit der Krankenkasse erlaubt. Nach dem siebten Fachsemester sowie erfolgreich absolviertem Studium können Studierende den Abschluss Bachelor of Science „Akademische Sprachtherapie/Logopädie" erwerben (vgl. https://www.gesetze-im-internet.de/LogAPrO/BJNR018920980.html).

2.1 Die Ausbildungsstruktur der Berufsfachschule für Logopädie Würzburg im Rahmen des Würzburger Studienganges

Der Studiengang Akademische Sprachtherapie/Logopädie sowie die integrierte Logopädieausbildung unterteilen sich in theoretische sowie fachpraktische Ausbildungselemente. Die Vermittlung wissenschaftlicher Grundlagen, Methodenkompetenz sowie berufsfeldbezogener Qualifikationen erfolgt zum einen in den Räumlichkeiten der BFS Logopädie Würzburg sowie in den Universitäten beteiligter Wissenschaftsdisziplinen – sprich der Medizinischen Fakultät sowie der Fakultät für Humanwissenschaften in Würzburg.

Innerhalb dieses Studienganges werden grundlegende theoretische Fertigkeiten in den Bereichen Wissenschaftstheorie, Forschungsmethoden, interdisziplinäre Forschungsansätze sowie fundierte Grundlagen in den Bezugswissenschaften der Medizin, Psychologie, Linguistik sowie Heil- und Sonderpädagogik erlangt (vgl. https://www.uni-wuerzburg.de/fuer/studie-rende/angebot/faecher/logopaedie/).

Der Erwerb theoretischer Expertise wird von Beginn an mit der entsprechenden fachpraktischen Ausbildung ergänzt. Diese findet zum Teil im Rahmen eines klinischen Praktikums, z.B. in der Phoniatrie, der Neurologie oder auch der Pädaudiologie, direkt an der Julius-Maximilians-Universität Würzburg statt. Die Betreuung der Logopädiestudenten im Praktikum erfolgt interdisziplinär seitens der Lehrlogopädinnen der BFS

Würzburg sowie der entsprechenden Fachärzte der Julius-Maximilians-Universität Würzburg.

Das Gros der fachpraktischen Ausbildung zum klinisch-praktischen Therapeuten findet jedoch ausschließlich unter der Leitung der Lehrlogopäden der BFS Würzburg statt und kann auch als Herzstück der Kooperation betrachtet werden, da sie das theoretische Wissen konkret zur Praxis führt und somit Qualität und Kompetenz angehender Therapeuten maßgeblich in ihrer Entwicklung unterstützt. Auch für das Gesundheitswesen ist dies ein unverzichtbarer Beitrag, da der fertig ausgebildete Logopäde seine therapeutische Expertise überwiegend für die Behandlung von Patienten einsetzt, die zwar durchaus wissenschaftlich begründbar sein sollte, aber in Ermangelung einer fehlenden Praxiserfahrung wertlos ist. Das therapeutische Arbeiten als Herzstück der Logopädieausbildung bzw. des Studiums findet also hausintern an der BFS Logopädie Würzburg statt. Zusätzlich erfolgen weitere Therapien bei Kooperationspartnern, wie z. B. die Versorgung neurologischer Akutpatienten am Klinikum Würzburg Mitte sowie die logopädische Behandlung von Kindern an der Sprachheilschule Maria-Stern (MSS) oder auch am Vincentinum (Private katholische Grund- und Mittelschule). Auch diese Therapien werden vor Ort von den Lehrlogopädinnen betreut und fallen somit unter die hausinterne Ausbildung.

Wie schon im ersten Kapitel erwähnt regelt die LogAPrO die Ausbildungs- und Prüfungsordnung für Logopäden. Im Modulhandbuch für die Logopädie sind die verpflichtenden Inhalte entsprechend aufgegriffen und die Kompetenzen bzw. Qualitätsziele der einzelnen Fachbereiche ausführlich niedergelegt (vgl. https://www2.uni-wuerzburg.de/ mhb/MHB1-de-82-h40-H-2014.pdf).

Für die Alltagsrealität der Studierenden bedeutet dies, dass sie zwischen den Fakultäten (Medizin und Humanwissenschaften), der BFS Logopädie Würzburg sowie den Kooperationspartnern hin und her pendeln und einen spannenden sowie durchaus anspruchsvollen und angefüllten Semesterverlaufsplan zu bewerkstelligen haben.

2.2 Die klinisch-praktische Logopädieausbildung

Die klinisch-praktische Ausbildung umfasst aktuell 2100 Stunden und gliedert sich allgemein in "Hospitationen in unterschiedlichen Einrichtungen" (z.B. Phoniatrie, Pädaudiologie, ...), in "Praxis der Logopädie" (z.B. Praxisanleitung, Hospitation und Therapie an der BFS Logopädie Würzburg) und in die "Praxis in Zusammenarbeit mit anderen Ge-bieten" (vgl. Krüger et al., 2014, S.6).

Der bayerische Lehrplan fußt auf der LogAPrO und legt die Anzahl von zu leistenden Therapien und Cotherapien auf 200 Stunden fest, die im Rahmen von Ausbildungssupervision unter fachlicher Aufsicht und Anleitung an der BFS Logopädie Würzburg erbracht werden sollen (vgl. ebd., S.6). Die Qualifizierungsziele, die dabei erreicht werden sollen, sind im hausinternen Kompetenzmodell der BFS Logopädie Würzburg (siehe Anhang) niedergelegt und bilden das Kompetenzprofil der klinisch-therapeutisch tätigen Logopädin ab. Folgende Kompetenzen sind dort formuliert: Fachkompetenz, Umsetzungskompetenz, sozial-kommunikative Kompetenz, personale Kompetenz sowie Reflexionskompetenz. Das Kompetenzmodell liegt den Studierenden als grafisches Modell vor. Zudem gibt es noch eine ausführliche und differenzierende Beschreibung der einzelnen Kompetenzen (siehe Anhang), die im Verlauf des Studiums besonders innerhalb der fachpraktischen Ausbildung für die Studierenden als Instrument der Orientierung für ihr Kompetenzlernen gelten sollen und von Lehrenden immer wieder aufgegriffen werden.

Dieses Kompetenzmodell entwickelte das Lehrlogopädenteam der BFS Logopädie Würzburg im Rahmen einer gemeinsamen Fortbildung, die sich in vier Modulen über ein Jahr erstreckte, und löste somit das Problem eines fehlenden Handlungskonzeptes innerhalb der Ausbildungssupervision. Die Fortbildung "Logopädische Ausbildungssupervision" umfasste insgesamt 100 Stunden und wurde in Zusammenarbeit mit der Deutschen Gesellschaft für Transaktionsanalyse zertifiziert. Verantwortlich für die Durchführung und Organisation ist Mechthild Clausen-Söhngen – ebenso Lehrlogopädin, Supervisorin, lehrende Transaktionsanalytikerin (PTSTA) sowie Lehrtrainerin für Transaktionsanalyse im Feld Beratung. Sie beschäftigt sich in ihrer Fortbildungsreihe mit der Konzeption eines hilfreichen Konstruktes für die klinisch-praktische Logopädieausbildung auf der Basis transaktionsanalytischer Theorien. In ihrem ersten Modul beschreibt sie u.a., dass Begriffe wie "Praxisanleitung", "Praxisberatung", aber auch "Supervision" nicht mehr zu dem komplexen Kompetenzprofil passen, welches Lehrlogopäden in der fachpraktischen Ausbildung zu bewältigen haben. Sie schlägt daher den Begriff der Ausbildungssupervision als passender vor (vgl. Clausen-Söhngen, 2012, S. 7).

Im Modulhandbuch des Studienganges finden sich im Rahmen des evidenzbasierten Praktikums folgende Beschreibung von Fertigkeiten aus dem Kompetenzmodell der BFS Logopädie Würzburg, die im Rahmen der klinisch-praktischen Ausbildung erreicht werden sollen:

„**Fachkompetenz** Die Studierenden planen therapeutische Interventionen, führen diese durch und evaluieren die Wirksamkeit ICF-orientiert. Sie dokumentieren ihre Planungen und Ergebnisse schriftlich. **Umsetzungskompetenz** Den Studierenden gelingt eine flexible Durchführung der logopädischen Therapie. Sie nehmen eine patientenadäquate Auswahl, Dauer und Gewichtung einzelner Übungsbereiche vor. Sie sind in der Lage Hilfestellungen individuell und gezielt einzusetzen. Wo nötig, zeigen die Studierenden Modellverhalten und wenden verschiedene Feedback-Arten differenziert an. **Sozialkommunikative Kompetenz** Die Studierenden verhalten sich verbal und nonverbal in der Therapiesituation patienten- und störungsbildangemessen. Sie setzen verschiedene Techniken der Gesprächsführung um. Ihr Verhalten ist von Empathie gekennzeichnet. Der Kontakt zu Patient und Angehörigen wird zielführend gestaltet. **Personale Kompetenz** Die Studierenden werden zunehmend kompetent im Umgang mit Patienten und erkennen, dass ihre eigene Persönlichkeit einen wichtigen Einfluss auf den Therapieverlauf hat. Es gelingt ihnen den Kontakt zum Patienten und seinen Angehörigen, unter Berücksichtigung einer angemessenen Balance zwischen Nähe und Distanz, zu gestalten. Die Studierenden entwickeln Selbstvertrauen durch den bewussten Umgang mit eigenen Stärken und Schwächen. **Reflexionskompetenz** Die Studierenden reflektieren die eigene Therapeutenrolle und die Therapieeffektivität. Sie analysieren die Wirksamkeit ihrer methodisch-didaktischen Gestaltung unter ICF-orientierten Gesichtspunkten. Das eigene Gesprächsverhalten wird reflektiert, sowie die Reaktionen des Gegenübers interpretiert. Sie beziehen Patienten, Angehörige und das interdisziplinäre Team prozessorientiert in die logopädische Behandlung mit ein." (Modulhandbuch, https://www2.uni-wuerzburg.de/mhb/MHB1-de-82-h40-H-2014.pdf)

Der DBL bezieht sich in seinem Kompetenzprofil für die Logopädie auf die vom DQR ausgewiesenen Kompetenzen für Qualifizierungs- und Bildungsstandards, Niveaustufe 6. Der DQR beschreibt die zwei Kompetenzkategorien Fachkompetenz und Personalkompetenz, die sich in vier Teilkompetenzen mit weiteren Subkategorien auffächern (vgl. DQR Handbuch http://www.kmk.org/fileadmin/Dateien/pdf/PresseUndAktuelles/2013/131202_DQR-Handbuch__M3_.pdf).

Es wurden in einer Arbeitsgruppe des dbl zehn Handlungsfelder festgelegt, in denen klinisch-therapeutische Logopäden tätig sind, und zwar Untersuchen und Diagnostizieren, Therapieren, Beraten, Vorbeugen, Qualifizieren und Anleiten, Dokumentieren, wirtschaftlich Handeln und Führen, Qualitätssicherung, die Rezeption und Anwendung von Forschungsergebnissen sowie die Durchführung von Schulungen und Informationsveranstaltungen. Im Anschluss wurde für jedes Handlungsfeld einzeln dargestellt, welche logopädiespezifischen Teilkompetenzen in den Bereichen Fachwissen, Fertigkeiten, Sozialkompetenz sowie Selbstständigkeit erforderlich sind. Die Ergebnisse wurden in mehreren Arbeitsgängen in einer mehrseitigen Matrix zusammengefasst (vgl. Rausch et al., 2014, S. 9).

Dieses Kompetenzprofil soll in der Diskussion um die Akademisierung der Logopädie ein anschlussfähiges Berufsprofil bieten, das in einem überarbeiteten Berufsgesetz das übergeordnete Qualifikationsziel sowie die erforderlichen Vorgaben für kompetenzorientierte Prüfungen regeln könnte. Damit verbunden gäbe es einheitliche Leitlinien für die Ausgestaltung der Curricula, welche aktuell von den verschiedenen Hochschulen (vgl. hierzu das Würzburger Kompetenzprofil) noch unterschiedlich gelöst werden (vgl. ebd., S. 14). Zusammenfassend bleibt festzustellen, dass sich dieses Kompetenzprofil in der Logopädie noch nicht verbindlich und einheitlich durchgesetzt hat, obwohl unermüdlich an einer gemeinsamen Sprache gearbeitet wird.

Inhaltlich gliedert sich die klinisch-praktische Logopädieausbildung in "praktische Übungen unter Anleitung", in "Hospitationen" sowie in das "Therapeutische Arbeiten in der Ausbildungssupervision". Die klinisch-praktische Ausbildung vollzieht sich also zunächst in der Wissensvermittlung, in der die notwendigen beruflichen Grundlagen für die Arbeit am Patienten geschaffen werden. In praktischen Übungen (z.B. Rollenspiele, Durchführung von Tests, Selbsterfahrungsübungen, ...) werden unter Anleitung der Lehrlogopädinnen praktische Fertigkeiten auf der Basis des erworbenen Fachwissens ausprobiert, die innerhalb der logopädischen Handlungsfelder, wie z.B. Untersuchen und Diagnostizieren oder auch Beraten, üblich und erforderlich sind (vgl. ebd., S. 9ff.).

Im Rahmen von Hospitationen beobachten die Studierenden logopädische Therapien durch eine Spiegelscheibe. Dies bietet die Möglichkeit, die logopädischen Handlungsfelder, die vielleicht schon im Rollenspiel ausprobiert wurden, in der konkreten Anwendung am Patienten zu beobachten, zu reflektieren und auch mitzudiskutieren, bevor die Durchführung eigenständiger Therapien übernommen wird. Das therapeutische Arbeiten am Patienten dient dem Wissenstransfer in die Praxis und wird im Rahmen der Ausbildungssupervision begleitet. So gelangt das Wissen quasi nach und nach von der Theorie zur Anwendung.

2.3 Profil der logopädischen Ausbildungssupervision Würzburg

Ausbildungssupervision wird hier als eine Form von Supervision definiert, die im logopädischen Ausbildungsprozess berufsbefähigend stattfindet. Auf der Basis des ausbildungsbezogenen, theoretischen Fachwissens wird die Entwicklung und Reflexion integrierter berufspraktischer Tätigkeiten (wie z. B. das Durchführen von Therapien, Beratung von Patienten) auf dem Weg zur Profession Logopädie begleitet und unterstützt (vgl. Rappe-Giesecke, 2009, S. 5).

Das Qualifikationsziel ist Erwerb, Schulung und Reflexion professioneller Handlungskompetenz in den einzelnen Bereichen des hausinternen Kompetenzmodells der BFS Logopädie Würzburg, die zudem eine qualitativ hochwertige Versorgung der zu behandelnden Patienten sicherstellen soll. Ausbildungssupervision versteht sich dabei als eine verpflichtende Beratungsmethode zur Entwicklung einer eigenen professionellen Identität als Logopädin (vgl. ebd., S. 6).

Dabei obliegt es den Lehrlogopäden/Supervisoren, Therapien und Kompetenz der Studierenden so zu begleiten, dass sie am Ende der Ausbildung bzw. des Studiums in der Lage sind, innerhalb der logopädischen Handlungsfelder (z.B. Untersuchen und Diagnostizieren, Beraten) selbstständig, qualitativ hochwertig sowie evidenzbasiert zu agieren. Wissensvermittlung in Theorie und Fachpraxis werden dabei durch dieselben Lehrkräfte geleistet, was als besonderes wie effizientes Qualitätsmerkmal eines hochwirksamen Ausbildungssystems gelten kann.

Die Studierenden sind dabei in Therapeutenteams eingeteilt und betreuen unter Aufsicht der Lehrlogopädin/Supervisorin in den unterschiedlichen Störungsbildern jeweils einen eigenen Patienten, wobei sie einmal die Rolle des Therapeuten (TH) und einmal die Rolle des Cotherapeuten (CO) ausfüllen. Die Aufgabe des Therapeuten ist die Vorbereitung, Durchführung, Reflexion der Therapie sowie ihre schriftliche Dokumentation innerhalb der Aktenführung. Der Cotherapeut nimmt eine begleitende Funktion ein, trägt mit seinen Beobachtungen zu einer weiteren Perspektive im Therapieprozess bei und vertritt den TH im Krankheitsfall. Die Ausbildungssupervision stellt dabei einen begleitenden Rahmen zur Kompetenzentwicklung der klinisch-logopädischen Therapeutin dar.

In der logopädischen Ausbildungssupervision Würzburg gibt es unterschiedliche Supervisionssettings. Zum einen beobachtet die Supervisorin die Therapie der Studierenden über einen 45-minütigen Interaktionszeitraum (**Livesupervision**) durch eine Spiegelglasscheibe. Auch andere Studierende haben die Möglichkeit, hinter der Spiegelglasscheibe die Therapie in Form von Hospitation mitzubeobachten. Die Supervisorin macht sich innerhalb der Therapie zu vorher mit dem Supervisanden abgesprochenen Fragestellungen Notizen. Gleichzeitig beobachtet sie auch durch die Brille der einzelnen Teilkompetenzen des Würzburger Kompetenzmodells und notiert dabei in eigenem Ermessen bedeutsame Aspekte. An die 45-minütige Therapie schließt sich ein 15-minütiges Reflexionsgespräch an. Dieses Gespräch – häufig als Nachbesprechung bezeichnet – soll einerseits die Möglichkeit bieten, die absolvierte Therapie im Hinblick auf im Therapieplan formulierte Therapieziele kurz zu reflektieren oder vorhandene Problem- bzw. Fragestellungen ansprechen zu können, die den angehenden Therapeuten nach der Therapiestunde schwerpunktmäßig beschäftigen. Eine weitere Funktion besteht in der Impulsgebung für die Vorbereitung der nächsten Therapiestunde. Die Hospitanten können innerhalb der sogenannten Nachbesprechung mitdiskutieren und so zu einer perspektivischen Vielfalt beitragen.

Diese Art der Supervision, wie sie im Rahmen der Nachbesprechung stattfindet, kann auch als **Fallsupervision** bezeichnet werden, da es sich in der Supervision um die Reflexion konkreter Fälle aus der logopädischen Ausbildungspraxis handelt. Sie findet in diesem Fall in der Gruppe statt und kann zu einem veränderten Fallverständnis beitragen, indem "(...) in der Auseinandersetzung mit dem konkreten Fallgeschehen neue Ideen für die praktische Arbeit gewonnen werden können und sich so in der Folge die Professionalität der Supervisandin vertieft (...)" (vgl. Ebbecke-Nohlen, 2015, S. 18). Die Fallsupervision kann natürlich auch in einem Einzelsetting stattfinden. Fallsupervision stellt dabei den Supervisanden in der Arbeit mit seinem Klienten ins Zentrum der Überlegungen. Das Klientensystem wird im Kontext der Logopädie nicht in seiner ganzen Komplexität mitbewältigt, sondern nur für therapierelevante Ressourcen thematisiert (z.B. Eltern-, Angehörigenberatung, im Rahmen von Interdisziplinarität).

An der BFS Logopädie Würzburg findet pro Fachgebiet einmal wöchentlich eine 90-minütige Supervisionsgruppe statt, die intern auch manchmal Gruppensupervision genannt wird. Mit dem Begriff der "Gruppensupervision" hat sie allerdings nichts zu tun und ist der Fallsupervision zuzuordnen. Im Gegensatz zur "Gruppensupervision", die Ebbecke-Nohlen als Supervision von Personen gleicher oder auch verschiedener Berufsgruppen definiert, die in der Regel einen unterschiedlichen institutionellen Hintergrund aufweisen, bedeutet Supervisionsgruppe an der BFS Logo-

pädie Würzburg, dass sich eine feste Gruppe von Studierenden regel-
mäßig trifft, um gemeinsam mit der Supervisorin zu einem bestimmten
logopädischen Störungsbild (z.b. Behandlung von Stimmstörungen) ihre
aktuellen Patientenfälle im Kontext eigener Wirkungen zu besprechen.
Der institutionelle Hintergrund ist natürlich der gleiche und es geht dabei
um die Perspektivenvielfalt innerhalb der jeweiligen logopädischen Fälle
und nicht um die Fülle unterschiedlicher Arbeitskontexte. Es handelt sich
also bei den Teilnehmern der Supervisionsgruppe um eine feste Gruppe
von Personen, die unter Anleitung der Supervisorin ihre Patientenfälle im
Rahmen eines bestimmten Störungsbildes austauschen. Jeder der Grup-
penteilnehmer behandelt einen eigenen Patienten als Therapeut und
übernimmt gleichzeitig in einem Fall die Rolle des Cotherapeuten. Im
Idealfall versuchen die Mitglieder der Supervisionsgruppe, alle in der
Gruppe bestehenden Therapiefälle durch gegenseitige Hospitation mit-
zuverfolgen, um sich innerhalb der Fallbesprechungen aktiv beteiligen zu
können. Letzteres ist aufgrund zeitlicher Überschneidungen trotz der
Aufnahmemöglichkeiten (Video/DVD) nicht immer umsetzbar. Wobei
auch die Perspektive der "Abwesenheit" einen wertvollen Beitrag leisten
kann, indem auch sie Fragen aufwirft, die zu einem neuen Fallverständnis führen (vgl. ebd., S. 18). Die Lehrlogopädin, die für die Supervisionsgruppe zuständig ist, ist in diesem Fall immer dieselbe Person und verfügt über spezialisierte Kenntnisse sowie Fortbildungen in dem
Fachbereich, in dem sie tätig ist. Die Zusammenarbeit der Studierenden
im Team (TH und CO) kann durchaus auch als eine Form der selbstorganisierten Supervision, nämlich der Intervision, gelten. Bei dieser Su-
pervisionsform ist die Supervisorin nicht anwesend und die Studierenden
schließen sich dabei als kollegiale Peergruppe zusammen und versuchen
in diesem Rahmen, gemeinsam zu therapiebezogenen Fragestellungen
Lösungen zu finden. Ebbecke-Nohlen nennt als Vorteile dieser Supervi-
sionsform "(...) gleiche Augenhöhe, Aktivierung der Selbsthilfepotentiale
[sowie die] Betonung der Eigenverantwortlichkeit (...)" (vgl. ebd., S. 19).
Zudem trägt die gegenseitige Intervision im Rahmen der Peergruppe
auch zur Entwicklung des eigenen therapeutischen Selbstverständnisses
in einem geschützten Rahmen bei.

In der sogenannten Einzelsupervision können die Studierenden therapeutische Fragestellungen reflektieren, bei denen sie durch die Eins-zu-
eins-Situation einer geschützten Vertraulichkeit bedürfen. Im Einzelsetting ruht die Konzentration auf den persönlichen Fragestellungen des
Supervisanden und eine Anpassung an die individuellen Bedürfnisse der
Supervisandin ist wesentlich leichter möglich als in Gesprächsformen mit
mehreren Personen. Die Einzelsupervision findet an der BFS Logopädie

Würzburg überwiegend in dafür vorgesehenen Sprechzeiten der jeweiligen Supervisorin statt oder es werden gemeinsam anlassbezogen Gesprächstermine vereinbart. Meist stehen für eine Einzelsupervision ca. 15-30 Minuten, im Einzelfall auch mehr Zeit zur Verfügung. Dieses Setting wird vonseiten der Studierenden genutzt, wenn beispielsweise noch Themen offen sind, die weder in der Nachbesprechung der Therapie noch in der Supervisionsgruppe geklärt werden konnten. Zudem nehmen sie dieses Angebot auch gerne wahr, wenn es um die Entwicklung oder das Selbstverständnis personaler oder therapeutischer Kompetenzen geht. Ein weiteres Motiv für diese Beratungsform liegt in Themen begründet, die als verunsichernd, ängstigend oder vermeintlich brenzlig wahrgenommen werden und die aus diesen Gründen zunächst nicht vor den anderen Kollegen in der gesamten Supervisionsgruppe angesprochen werden möchten. Die Selbstsupervision als Alternative zur Einzelsupervision bietet per Aufnahme eine gute Möglichkeit des Selbstbild-Fremdbild-Abgleichs sowie die Aktivierung von Selbsthilfepotentialen (vgl. ebd., S. 20).

Zusammenfassend findet die Supervision an der BFS Logopädie Würzburg aktuell im Rahmen von Intervision sowie Live-, Einzel-, Selbst und Fallsupervision (Nachbesprechung, Supervisionsgruppe) statt. Die Zeitkontingente, die innerhalb der Ausbildungssupervision für die begleitete Kompetenzentwicklung zur Verfügung stehen, sind äußerst knapp bemessen, was jedoch Schulen übergreifend üblich ist. Der Anspruch, diese Zeitspanne im Sinne der Kompetenzentwicklung zielführend zu nutzen, ist sehr hoch und es stellt sich im Verlauf der Arbeit weiterhin die Frage, ob eine systemisch ausgerichtete Ausbildungssupervision dies leisten kann.

2.4 Kompetenzprofil der Lehrlogopädin und Ausbildungssupervisorin in Würzburg

Der dbl setzt für Lehrlogopäden eine Mindestanforderung an Qualifikation voraus und bietet für diese auch eine Zertifizierung an. Um dieses Zertifikat zu erlangen, sind Grundvoraussetzungen, theoretische Voraussetzungen sowie Voraussetzungen für den theoretischen Unterricht, die Praxisanleitung und die Supervision erforderlich. Grundvoraussetzungen sind der Berufsschul- oder Studienabschluss im Fachgebiet Logopädie, drei Jahre Berufserfahrung als Logopäde sowie der Nachweis über Praktikantenbetreuung. Als Voraussetzungen für den theoretischen Unterricht gelten der Nachweis über 100 Stunden fachbezogene Fortbildung, ein Nachweis über Kompetenz im wissenschaftlichen Arbeiten, über lehrbezogene Fortbildungen, über Hospitation bzw. Teamteaching bei Kollegen, eine erfolgreich absolvierte Lehrprobe sowie die Vorlage eines Unterrichtsskriptes. Für die Kompetenz im Bereich Praxisanleitung und Supervision werden verschiedene Dokumente zur therapeutischen Handlungsplanung, ein Nachweis über supervidierte Praxisanleitung, eine Fortbildung zum Thema Supervision sowie der Nachweis über die Durchführung von Demonstrationsbehandlungen für Studierende erwartet (vgl. https://www.dbl-ev.de/fileadmin/Inhalte/Dokumente/der_dbl/QM/201 501_Antrag_Zertifizierung_Lehrlogopaedin__dbl___Mitglieder_und_ Nichtmitglieder.pdf).

Nach zweijähriger Unterrichtstätigkeit ist seitens der Regierung von Unterfranken für die Erteilung einer dauerhaften Lehrbefähigung im Rahmen eines Unterrichtsbesuches eine Lehrprobe abzuleisten.

An der Berufsfachschule für Logopädie Würzburg verfügt die Mehrheit der Lehrlogopäden über eine Zertifizierung des dbl sowie über einen akademischen Abschluss.

Weiterführend hat das Team gemeinsam bei Mechthild Clausen-Söhngen eine vierteilige Fortbildungsreihe zur Logopädischen Ausbildungssupervision auf Basis der Transaktionsanalyse absolviert. Diese gilt aktuell als handlungsleitend innerhalb der fachpraktischen Ausbildung und ist sicher in vielerlei Hinsicht ein geeignetes Instrument, um die Studierenden in ihrer helfenden Profession zu unterstützen. Allerdings darf sich die Frage stellen, ob eine systemische Supervisionspraxis auf der Grundlage systemtheoretischer Überlegungen in Anbetracht der dynamischen sowie wechselseitig sinnhaft gekoppelten Kommunikationssysteme im logopädischen Ausbildungskontext nicht besonders hilfreich sein könnte (vgl. Wirth, 2005, S. 51).

In jedem Fall erfordert das Profil der Ausbildungssupervision, dass die Supervisoren über eine ausgezeichnete Methodenkompetenz innerhalb ihrer Fachgebiete verfügen (vgl. Rappe-Giesecke, 2009, S. 4).

Nahezu alle Lehrlogopäden des Teams haben an der Akademie in Dillingen eine einjährige pädagogische Weiterbildung in vier Modulen abgeschlossen, die Grundkenntnisse sowie differenzierte Fertigkeiten in der pädagogischen Lehrdidaktik und -methodik vermittelt. Weiterhin verfügen viele Kollegen über eine fachdidaktische Basisqualifikation führ Lehrende in der Medizin.

Die Lehrlogopäden sind im Rahmen ihrer Fachgebiete (z.B. Stimmthera-
pie), in denen sie spezifische Fortbildungen und Qualifizierungen erwor-
ben haben, für den theoretischen und fachpraktischen Unterricht zur
Kompetenzentwicklung der Studierenden zuständig. Die Unterrichtskultur
orientiert sich dabei am Bildungskonzept des "lebenslangen Lernens"
und schließt auch die Meta-Ebene von Lernprozessen mit ein (vgl.
http://www.berufsfachschule-logopaedie.de/ueber-uns/leitbild).

In der Regel werden die Fachbereiche von zwei oder auch mehr Fachkol-
legen betreut, die eng im Team zusammenarbeiten. Der Theorieunter-
richt findet überwiegend im Klassenverband statt, wohingegen der fachpraktische Unterricht häufig in Kleingruppen organisiert ist. Auch die
Ausbildungssupervision findet in Kleingruppen in der hausinternen Praxis, den Räumlichkeiten der BFS Logopädie Würzburg sowie bei den
bereits erwähnten Kooperationspartnern (z.B. MSS, Klinikum Würzburg
Mitte) statt.

Die Lehrlogopäden unterrichten also zunächst die theoretischen Inhalte
ihres Fachgebiets, bieten fachpraktische Übungen an, führen Demonstrationsbehandlungen durch und supervidieren die Studierenden in der
Fachpraxis.

Der Lehrlogopäde unterstützt die Studierenden nicht nur im Erwerb theoretischer und praktischer Expertise, sondern ist auch gleichzeitig immer
wieder für die Bewertung von Leistungen der Studierenden verantwortlich. Ist dies im theoretischen Unterricht vielleicht noch als relativ "normal"
und problemlos anzusehen, so kann diese Doppelrolle spätestens in der
Ausbildungssupervision kritisch werden. Es ist ein großer, wenn nicht
sogar eigentlich unvereinbarer Anspruch, Studierende in ihrer Kompetenzentwicklung als Supervisor zu begleiten und gleichzeitig zu bewerten.
Simon schreibt hierzu, dass Supervision als eine Form der Prüfung betrachtet werden könne, wenn "(...) eine Abhängigkeits- und Kontrollbe-
ziehung zwischen Supervisor und Supervisand besteht (...)" (vgl. Simon,
1992, S. 36f.).

Neben der Tätigkeit in der Lehre hat der Lehrlogopäde noch eine große
Anzahl weiterer Aufgaben im Rahmen von schulorganisatorischen Orga-
nisations- und Qualifizierungsprozessen (wie z. B. Stundenplanung, Pfle-
ge und Mitarbeit im Qualitätsmanagement, Auswahlverfahren, Biblio-
theks- und Materialverwaltung), Teamsitzung, Öffentlichkeitsarbeit,
Patientenakquise, die interdisziplinäre Zusammenarbeit im Rahmen der
Hochschulkooperation sowie weiterer kooperierender Einrichtungen, um
nur einige Beispiele zu nennen.

Zusammenfassend zeigen die beschriebenen Beispiele ein äußerst anspruchsvolles wie auch vielseitiges Kompetenzprofil der lehrenden Logopäden, das sich auf diverse Handlungsfelder erstreckt und verschiedene Rollen (Lehrlogopäde, Supervisor, Pädagoge) bedient. Für die Realität der Lehrenden sind diese komplexen Herausforderungen in Anbetracht des sich wandelnden Bildungsparadigmas sowie des Akademisierungsprozesses beachtlich und verdienen höchsten Respekt.

Es liegt auf der Hand, dass sich für die Bewältigung dieses Anspruchs die Potenz linearer Denkkonstrukte aus der Moderne nicht eignet. Benötigt werden also Konzepte, die "(...) eine Sensibilität und Akzeptanz von widersprüchlichen, paradoxen oder ambivalenten Situationen [ermöglichen] (...)", wie sie postmodernes Denken bieten kann (Wirth, 2005, S. III).

3 Supervision

3.1 Begriffliche Herkunft

Der Begriff "Supervision" kann aus dem lateinischen Verb "supervidere" abgeleitet werden. Dies bedeutet so viel wie "drüberschauen", "Übersicht", "Überblick", "etwas von oben überblicken", "aus einer gewissen Distanz über etwas schauen". Diese Herleitung kommt der deutschen Entwicklung von Supervision tendenziell näher als die englische Version des Verbs von "supervise", dessen Übersetzung "kontrollieren", "überwachen", "beaufsichtigen", "betreuen", "die Oberaufsicht haben", aber auch "begleiten" bedeutet (vgl. Schibli et al., 2009, S. 13). Was natürlich nicht heißt, dass es hierzulande nicht auch Supervisionsformen oder Situationen gibt, die vielleicht etwas mehr Kontrolle erfordern oder zumindest so erscheinen. Als Beispiel sei hier nur die logopädische Ausbildungssupervision zu nennen, die zwar einerseits die Kompetenzentwicklung des angehenden Therapeuten begleitet, aber andererseits auch die "korrekte Behandlung" des logopädischen Störungsbildes oder vielleicht genauer die "korrekte Durchführung" logopädischer Therapiekonzepte vorsieht. Doch dazu später mehr.

Laut Belardi wurde der Begriff Supervision erstmalig um 1554 "(...) in der Bedeutung von 'Leitung' und 'Kontrolle' gesetzlicher, kirchlicher oder testamentarischer Prozesse (...)" verwendet (vgl. Belardi, 2015, S. 28).

In Amerika ist der Supervisor in der Regel ein Vorgesetzter, der die Aufgaben von Mitarbeitern beaufsichtigt und im Hinblick auf Produktivität kontrolliert. Laut Schreyögg wird beispielsweise bei McDonald's der einzige fest angestellte Mitarbeiter auch mit dem Titel des "Supervisor" belegt (vgl. Schreyögg, 2013, S. 235).

Durch die Amerikanisierung von Sprache wird auch im deutschsprachigen Raum der Begriff des Supervisors vereinzelt für aufsichtshabende Mitarbeiter verwendet, wie beispielsweise in Callcentern oder in Flughafenabteilungen (vgl. Belardi, 2015, S. 28).

Um eine negative Konnotation des Begriffes Supervisor im amerikanischen Sinne von "Ausbilder, Vorgesetzter" zu vermeiden, wurden in Deutschland anfänglich zunächst die Begriffe Praxisanleitung und Praxisberatung verwendet, bevor sich in den 70er-Jahren der Begriff der Supervision zunehmend etablierte (vgl. ebd., S. 29).

© Springer Fachmedien Wiesbaden GmbH, ein Teil von Springer Nature 2018
S. D. Kröckel, *Aspekte systemischer Supervision in der Lehrlogopädie*,
Best of Therapie, https://doi.org/10.1007/978-3-658-21809-6_3

Der Begriff des "Supervisor" definiert heute in der Regel einen unabhängigen Berater, der Supervisionsleistungen anbietet (vgl. ebd., S. 29).

3.2 Historischer Abriss zur Entwicklung von Supervision

Die Entstehungsgeschichte von Supervision wurde von länderspezifischen Entwicklungen und ihren jeweiligen sozialen, wirtschaftlichen und politischen Begebenheiten beeinflusst (vgl. Thiel, 2013, S. 75).

Supervision entwickelte sich zunächst im Kontext des Sozialwesens zu Beginn des 20. Jahrhunderts in Nordamerika. Wohlfahrtsorganisationen beschäftigten spezielle Mitarbeiter ("paid agents"), die für die Beratung, Anleitung und Führung von ehrenamtlich Beschäftigten ("friendly visitors") in ihrer Arbeit mit Hilfebedürftigen zuständig waren. Diese sollten im Rahmen von Supervision unterstützen, aber auch kontrollieren bzw. beaufsichtigen, z.B. in der Ausgabe von Mitteln (vgl. Rappe-Giesecke, 2009, S. 2). Supervision definierte sich also erstmalig als institutionalisierte Form im Kontext eines Programms zur Armutsbekämpfung und bediente die Funktionen von Kontrolle und Unterstützung (vgl. Schibli et al., 2009, S. 17).

Seit den 1930er-Jahren etablierte sie sich als stabile berufliche Funktion im Sozialwesen und wurde überwiegend als Managementfunktion auf der operativen Ebene genutzt (vgl. Rappe-Giesecke, 2009, S. 2).

Bedingt durch die Emigration europäischer Analytiker sowie Sozialwissenschaftler in die USA, die ihre Expertise überwiegend in sozialen Organisationen in der Aus- und Weiterbildung von Sozialarbeitern einsetzten, kamen zu dieser Zeit vermehrt psychoanalytische Ansätze in der Supervision auf, die bis heute das Berufsbild der Supervision nachhaltig prägten (vgl. Schibli et al., 2009, S. 15/18).

Supervision wurde in Deutschland aus Amerika adaptiert. Auch in Deutschland korrelierte die historische Entwicklung zunächst mit der von Sozialarbeit, nahm dann aber – wie in ganz Europa – im Rahmen eines ca. 50-jährigen Prozesses einen anderen Entwicklungsverlauf (vgl. Thiel. 2013, S. 73). Supervision sollte sich nicht mit der Anleitung praxisgerechter Umsetzung von bestimmten Methoden begnügen, sondern machte es sich im Rahmen einer professionellen Berufsbegleitung zur Aufgabe, selbstreflexives Handeln im Zuge eines ganzheitlichen Optimierungsprozesses zu entwickeln und zu erlernen (vgl. ebd., S. 76).

Anfang der 50er-Jahre finden sich erste Publikationen über Supervision, die sich überwiegend im Umfeld von Sozialarbeit bewegen (vgl. DGSv, 2012, S. 7)

Bereits Ende der 60er-Jahre kam es durch den deutschen Verein für öffentliche und private Fürsorge zur Institutionalisierung der ersten Ausbildungsgänge von Supervision (vgl. Schibli et al., 2009, S. 32). 1974 etablierte sich der erste Diplomstudiengang an der Universität in Kassel (vgl. Thiel. 2013, S. 77).

In Deutschland wurde der Begriff "Praxisberatung" häufig synonym mit dem der Supervision verwendet (vgl. Schibli et al., 2009, S. 32). Erst in den 70er-Jahren setzte sich die Supervision unter diesem Namen durch, löste damit allmählich den Begriff der "Praxisberatung" ab und ebnete den Weg für das zukünftige Supervisionsverständnis (vgl. ebd., S. 77).

Parallel dazu lockerte der "(...) Trend zur Psychologisierung und Therapeutisierung der Gesellschaft (...)" die traditionelle Orientierung der Supervision an der Sozialarbeit und es etablierten sich neue Therapieformen (z.B. Familientherapie, Gestalttherapie, Balintgruppen), an denen sich Supervision ausrichten konnte (vgl. Schibli et al., 2009, S. 31).

1982 gründete sich die Zeitschrift "Supervision" und diente aktuellen Fachdiskursen als Forum. 1989 konstituierte sich die Deutsche Gesellschaft für Supervision e.V. als Berufs- und Fachverband einer eigenständig gewordenen Profession (vgl. DGSv, 2012, S. 7). Auf dem Weg zum eigenen Selbstverständnis hat Supervision nicht nur selbst eine Professionalisierung erlebt, sondern gilt auch per se als Instrument für Professionalisierung (vgl. Thiel. 2013, S. 79). Man könnte also annehmen, diese Disziplin weiß, wovon sie spricht. Tatsächlich steckt die Supervisionsforschung bis heute in vielen Bereichen noch in den Kinderschuhen, was ihrem Wert und auch Bedarf jedoch nicht abträglich ist (vgl. Ebert, 2001, S. 389).

Die administrative Supervision, wie sie in Amerika u.a. noch heute praktiziert wird, erhielt in Deutschland also wenig Zuspruch. Supervision entwickelte sich im deutschsprachigen Raum zu einer Beratungsform, die die Reflexion beruflichen Handelns ins Zentrum stellte (vgl. Schibli et al., 2009, S. 20). Die Schwierigkeiten mit dem Kontrollaspekt amerikanischer Konzepte schienen beispielsweise im Kontext der Nazizeit, der Entwicklungen im Nachkriegsdeutschland, den USA als Siegermacht und auch mit der 68er-Generation kontrovers und nicht vereinbar (vgl. Neumann-Wirsig, 2011, S. 21).

Supervision wird heute in vielen unterschiedlichen Anwendungsfeldern (z.B. Beratung, Therapie, Medizin, Pädagogik, Kirche) eingesetzt und gehört schon längst zum Selbstverständnis qualitativ anspruchsvoller Arbeit. Die unterschiedlichen Methoden, Referenztheorien, Menschenbilder und auch Konzepte innerhalb der Supervision bedingen nicht nur eine bunte Vielfalt, sondern auch große Unterschiede im Hinblick auf Zielsetzungen und Aufgaben, sodass bis heute ein spannendes wie breites Forschungsfeld erhalten ist (vgl. Hamburger et al., 2017, S. 11).

3.3 Definition

Wie schon erwähnt gibt es aktuell keine übergreifende, konsensfähige Definition von Supervision. Daher beziehe ich mich auf die Definition der deutschen Gesellschaft für Supervision (DGSv), die eine wichtige Plattform für den aktuellen wissenschaftlichen Diskurs im Fachbereich Supervision bietet.

Die deutsche Gesellschaft für Supervision schlägt folgende Definition vor:

„Supervision ist ein wissenschaftliches fundiertes, praxisorientiertes und ethisch gebundenes Konzept für personen- und organisationsbezogene Beratung in der Arbeitswelt. Sie ist eine wirksame Beratungsform in Situationen hoher Komplexität, Differenziertheit und dynamischer Veränderungen. In der Supervision werden Fragen, Problemfelder, Konflikte und Fallbeispiele aus dem beruflichen Alltag thematisiert. Dabei wird die berufliche Rolle und das konkrete Handeln der Supervisanden in Beziehung gesetzt zu den Aufgabenstellungen und Strukturen der Organisation und zu der Gestaltung der Arbeitsbeziehungen mit Kund/innen und Klient/innen. Supervision fördert in gemeinsamer Suchbewegung die berufliche Entwicklung und das Lernen von Berufspersonen, Gruppen, Teams, Projekten und Organisationen. Gelegentlich unterstützt Supervision Entscheidungsfindungsprozesse. Supervision ist als Profession gebunden an gesellschaftliche Verantwortung für Bildung, Gesundheit, Grundrechte, Demokratie, Gerechtigkeit, Frieden und nachhaltige Entwicklung. Sie ist einer Ethik verpflichtet, die diesen Werten entspricht" (DGSv, 2012, S. 8).

Die Konzentration auf das berufliche Handeln gilt bis heute als Kernelement von Supervision und grenzt sich dadurch von anderen Beratungsformen ab. Sie interiorisiert sich an der Schnittstelle Profession, Organisation und Person (vgl. Neumann-Wirsig, 2011, S. 20).

Supervision findet klassischerweise in Einzel-, Gruppen- oder auch Teamsettings statt, mit dem Ziel, Lern-, Veränderungs- und Entwicklungsprozesse anzuregen, die zu einer verbesserten Kommunikation am Arbeitsplatz führen (vgl. Schibli et al., 2009, S. 21f.).

Weitere Ziele von Supervision sind die "(...) Erweiterung oder Vertiefung persönlicher Erkenntnisse über eigene Möglichkeiten und Grenzen, über Einstellungen und Werthaltungen (...)", Verhaltensveränderungen sowie ein verbessertes Wissen um die beteiligten Systeme sowohl des beruflichen Handelns wie auch der Supervision (vgl. Ebbecke-Nohlen, 2015, S. 13). Supervisionsziele haben einen dynamischen Charakter und unterliegen daher immer wieder auch kurzfristigen Änderungen (vgl. ebd., S. 17).

3.4 Typen der Supervision

Rappe-Giesecke kategorisiert Supervision in vier unterschiedliche Typen. **Administrative Supervision** als Instrument von Personalführung verbindet die Kontrolle von Arbeit mit fachlicher Begleitung.

In der **Ausbildungssupervision** begleiten qualifizierte Kollegen die Auszubildenden im Rahmen ihrer Professionalisierung. Die Ausbildungssupervision ist dabei stets als Element eines übergreifenden Ausbildungssystems zu verstehen und dient der Kontrolle sowie Anregung beruflicher Praxis der Lernenden.

Bei der **Supervision im Rahmen von Organisationsentwicklungsprozessen** werden strukturelle Veränderungsprozesse im organisationalen Kontext initiiert.

Die **berufsbegleitende Supervision** wird am häufigsten praktiziert. Sie differenziert sich in verschiedene Settings (z.B. Gruppen- oder Einzelsupervision) und kann klienten-, kooperations- oder rollenbezogen stattfinde (vgl. Rappe-Giesecke, 2009, S. 4f.).

4 Systemische Supervision

4.1 Entwicklungen auf dem Weg zur Systemischen Supervision

Das Konzept der Gruppendynamik[5] konstituierte sich Ende der 60er-Jahre in Deutschland und erwies sich neben der Psychoanalyse als ein wichtiges Supervisionsverfahren. Wurde Supervision zuvor überwiegend im Einzelsetting durchgeführt, so etablierte sich nun rasch die Gruppen-supervision (vgl. Neumann-Wirsig, 2011, S. 22).

Gleichzeitig wurde im Zuge der Entwicklung der Systemtheorien[6] daraus entnommenes Gedankengut in die Supervisionspraxis integriert, indem die Wahrnehmung von Problemen von der Person etwas abrückte und nun auch soziale Systemstrukturen in den Blick gerieten. Zugrunde liegen u.a. die Erkenntnisse von Gregory Bateson, der die zirkuläre Struktur von sozialen Systemen formulierte (vgl. Schibli/Supersaxo, 2009, S. 118).

Es folgten weitere neue Erklärungsmodelle z.b. aus der Kybernetik[7] sowie dem Konstruktivismus[8]. In seinem Buch "Kommunikationssystem Gruppensupervision" nutzte Heinz Kersting beispielsweise das kommunikations- und systemtheoretisch orientierte Erkenntnismodell von Watzlawick, der von einer "konstruierten Welt" spricht, und übertrug es auf die Gruppensupervision (vgl. Neumann-Wirsig, 2011, S. 22).

Organisationssoziologische Tendenzen kamen in der Supervision zum Tragen und komplementierten die gruppendynamischen Strömungen, was dazu beitrug, die Nachfrage nach systemisch orientierten Konzepten und Fragen zu steigern.

---

5 Gruppendynamik versteht sich als Lernkonzept, mit dem Ziel, Gruppenpro-zesse zum Lern-gegenstand zu machen und als Lernmöglichkeiten zu nutzen (vgl. Geißler/Hege, 1988, S. 138).
6 Systemtheorie dient der Erforschung von Systemen mit Erklärungsmodellen zirkulärer Kausalität (vgl. Simon, 2007, S. 17).
7 Kybernetik ist die Wissenschaft von der Steuerung und Regelung des Verhal-tens von Systemen (vgl. Simon, 2007, S. 41); der Begriff geht zurück auf den Mathematiker Norbert Wiener.
8 Konstruktivismus gilt als Kognitionstheorie, die sich mit erkenntnistheoreti-schen Fragen der äußeren Realität befasst (vgl. Berghaus, 2011, S. 27).

© Springer Fachmedien Wiesbaden GmbH, ein Teil von Springer Nature 2018
S. D. Kröckel, *Aspekte systemischer Supervision in der Lehrlogopädie*,
Best of Therapie, https://doi.org/10.1007/978-3-658-21809-6_4

Einhergehend mit dem zunehmenden Bedarf an Teamsupervision, er-
freuten sich Ende der 80er-Jahre systemische Konzepte nun auch in der
Supervision größerer Beliebtheit.

Parallel dazu etablierten sich die Erkenntnistheorie des Konstruktivismus
sowie die "Theorie sozialer Systeme" nach Niklas Luhmann (vgl. ebd., S.
22).

Anfang der 90-er-Jahre brachten Kersting und Neumann-Wirsig das erste
Buch zur systemischen Supervision in Deutschland heraus, in dem „Systemische Supervision" sich im Wesentlichen auf die wissenschaftstheore-
tischen Grundlagen der Systemtheorie und des Konstruktivismus stützt
(vgl. Neumann-Wirsig, 2011, S. 22).

Das Selbstverständnis der "Systemischen Supervision" manifestierte sich
Ende der 80er- und Anfang der 90er-Jahre. In dieser Gründerzeit fanden
inspirierende Kongresse statt (wie z.B. 1990 "Das Ende der großen Ent-
würfe" in Heidelberg, 1992 "Systemische Supervision oder Till Eulenspiegels Narreteien" in Freiburg), deren schriftliche Dokumentationen bis
heute lesenswert sind und zum Teil an Aktualität nichts eingebüßt haben.
Seit den 90er-Jahren erfolgte eine Ausdifferenzierung der zugrundeliegenden Theorien, wobei keine fundamental neuen Erkenntnistheorien
zum Thema Systemische Supervision rezipiert wurden (vgl. Schlip-
pe/Schweitzer, 2012; S. 128). In den letzten Jahren ruhte der Schwerpunkt auf der Weiterentwicklung der Methodik sowie der Flexibilisierung
von Settings, dem Erschließen neuer Arbeitsfelder ebenso wie neuer
Vorgehensweisen (vgl. ebd., S. 11).

Zum Thema "Systemische Supervision" findet sich aktuell noch wenig
Literatur, vor allem neueren Datums. Die weitaus zahlreicheren Veröf-
fentlichungen im Bereich Systemische Beratung, Systemische Therapie,
Systemisches Coaching etc. sind davon teilweise abzugrenzen, bieten
aber auch in Bezug auf systemische Denkprinzipien Verknüpfungen und
Bezüge an.

4.2 Systemtheoretische Grundlagen und ihre Bedeutung für Supervision

Aufgrund des Umfangs und der Komplexität können in dieser Arbeit nur
ausgewählte Ansätze der zugrundeliegenden Theorien skizziert und grob
ausgewertet werden.

Die zahlreichen Einflüsse auf systemtheoretische Sichtweisen in ihren unterschiedlichen Prägungen, wie die Erkenntnistheorien des Konstruktivismus sowie weitere Aspekte, z.B. aus der Kybernetik oder der Chaostheorie, machen deutlich, dass es sich bei der "systemischen Supervision" um eine vielschichtige wie komplexe Denkart handeln muss. Im systemischen Ansatz werden verschiedene Richtungen zu einer komplexen Handlungstheorie verdichtet, die sich auf einen situativen Beobachtungskontext und die dazugehörigen Systeme konzentriert. Letzteres erklärt auch, dass es nicht den einen systemischen Ansatz geben kann (vgl. Schibli/Supersaxo, 2009, S. 112), wobei die Systemtheorie durch ihre operative Theorie durchaus einen übergeordneten Bezugsrahmen bieten kann (vgl. Ebert, 2001, S. 402).

Das "Denken in Systemen" beschäftigte das Erkenntnisinteresse mehrerer naturwissenschaftlichen Disziplinen, wie z.B. die Biologie, die Chemie und die Physik.

Der Biologe Ludwig von Bertalanffy gilt als einer der wichtigsten Gründerväter der Systemtheorie. Als System definierte er "(...) eine Ansammlung von Elementen und deren Eigenschaften, die durch Wechselbeziehungen verbunden sind (...)" (vgl. Schibli/Supersaxo, 2009, S. 112). Dieser Ansatz, also der Blick auf Systeme, die sich wechselseitig beeinflussen, bietet der Supervisionspraxis Erklärungsmodelle für die Erfassung der wechselseitigen Systeminteraktionen, um angemessene Interventionsstrategien entwickeln zu können (vgl. Ebert, 2001, S. 406).

Mit der Ökologie des Geistes lieferte der Anthropologe, Biologe und Sozialwissenschaftler Gregory Bateson einen außerordentlichen Beitrag zur Entwicklung systemischen Denkens, indem er Erkenntnistheorie als eine Metawissenschaft des Geistes definierte. Er sah in der Kybernetik die Aufgabe, nach verbindenden Mustern zu suchen, und determinierte die Unterscheidung als grundlegende Operation von Wahrnehmung sowie veränderungsrelevante Interventionen als "Unterschiede, die Unterschiede machen" (vgl. Ebbecke-Nohlen, 2015, S. 37). Zudem legte er Wert darauf, dass der Name von etwas nicht mit dem Gegenstand selbst verwechselt werden dürfe in dem Sinne, dass die Landkarte auch nicht die Landschaft ist. Daraus lässt sich für die Supervisionspraxis ein neues Musterverständnis ableiten, das im Erkennen und Beschreiben von Mustern wirksame Verhaltens- und Musterveränderungen erreichen kann. Zudem führt es die Metafunktion ein, indem eine Unterscheidung getroffen wird, die einen Unterschied macht. Dies impliziert, dass Problemlösungen in der Supervision durch eine Unterscheidung zustande gekommen sind, in dem Sinne, dass eine andere, neue Sichtweise wirksam werden kann (vgl. ebd., S. 38).

Heinz von Foerster fügte der biologischen Systemtheorie u.a. Erkenntnisse aus der Kybernetik hinzu, die zur Entwicklung der "Theorie selbstorganisierter Systeme" führten. Der Hauptbestandteil eines kybernetischen Systems ist ein Regelkreis, der durch seine systemstabilisierende Wirkung die Grundlage für Selbstorganisation sowie Autonomie darstellt (vgl. Schiffner, 2011, S. 38). Dabei betrachtet er Menschen als nichttriviale, lebende Systeme, deren strukturdeterminiertes Verhalten von außen nicht einfach direktiv gesteuert werden kann (vgl. von Foerster/Pörksen, 2016, S. 79f.). Das System "Mensch" kann zwar von außen Impulse aufnehmen, wie diese verarbeitet werden, ist jedoch besonders im Rahmen kontingenter Unterscheidungsprozesse nicht vorhersehbar. "(...) Der Mensch erscheint aus dieser Perspektive als ein Möglichkeitswesen, dessen Reaktionen und Verhaltensweisen prinzipiell unvorhersehbar sind. (...) die Überraschung wird zum Kontinuum und die grundsätzliche Unvorhersehbarkeit zur Normalität" (von Foerster/Pörksen, 2016, S. 59). Für die systemische Supervisionspraxis bedeutet dies u.a., dass Systeme aufgrund ihrer Eigendeterminiertheit nur begrenzt beeinflusst werden können. Diese Sichtweise erfordert ein verändertes Verständnis für die Gestaltung und Steuerung von Supervisionsprozessen.

Ebenso entwickelte von Foerster die Systemtheorie zweiter Ordnung[9], die sich mit Beobachtungsprozessen beschäftigt, genauer gesagt mit der Beobachtung der Beobachtung. Auch Kommunikations- und Interaktionsprozesse werden dabei nun als Beobachtungen zweiter Ordnung definiert, nämlich als die Beobachtung eines Beobachters, was die Aufforderung zur Selbstbeobachtung und Selbstreflexion beinhaltet, da sich Realität nur aus dem erkennenden Tun des Beobachters ableiten kann (vgl. Schibli/Supersaxo, 2009, S. 114). Mit diesem Konzept wollte Foerster "(...) den Prozess der Wirklichkeits-konstruktion in die Forschung (...) [mit einbeziehen] und anstelle von Theorien über Beobachtungsgegenstände, Theorien des Beobachtens und des Beobachters (...) [ausarbeiten]." (vgl. Schiffner, 2011, S. 38).

---

9 Beobachtungen erster Ordnung betreffen das Beobachten selbst, das gegenwärtige Konstruieren von Wirklichkeit, wohingegen Beobachtungen zweiter Ordnung die Beobachtung von Beobachtungen meinen, sprich, die Art und Weise, wie beobachtet wird. Die Beobachtung zweiter Ordnung adressiert also Muster (vgl. Krizanits, 2015, S. 31).

Die Neurobiologen Humberto Maturana und Francisco Varela begründeten gemeinsam die Theorie autopoietischer Systeme, in der sich Systeme durch die Fähigkeit auszeichnen, ihre eigenen, internen Strukturen nicht nur zu organisieren, sondern auch selbst zu produzieren (vgl. Schibli/Supersaxo, 2009, S. 114). Autopoietische Systeme können aufgrund ihrer Organisationsform ihre eigenen Bestandteile sowie Relationen kontinuierlich selbst produzieren und somit aufrechterhalten. Autopoietische Systeme sind operational geschlossen, das bedeutet sie sind von ihrer Umwelt abgegrenzt und können nur im Rahmen selbstreferentieller Prozesse[10], also auf sich selbst bezogen, operieren. Sie sind strukturdeterminiert, was zur Folge hat, dass sie nur eigenen, inneren Systemlogiken folgen können. Von außen sind sie nicht steuerbar, wohl aber über strukturelle Koppelungen mit der Umwelt irritierbar (vgl. Schiffner, 2011, S. 39).

Diese Autonomie aufgrund sich selbst reproduzierender Prozesse erteilt u.a. jeglichem Inputdeterminismus innerhalb von Supervision eine Absage und setzt Anerkennung und Würdigung der Autonomie des Systems als ethische Grundlage voraus. Der Kontrakt für den Supervisionsprozess ist damit beispielsweise von besonderem Wert, da nur auf der Grundlage eines tragfähigen Arbeitsbündnisses der Anschluss wirksamer Irritation überhaupt erst möglich erscheint (vgl. Ebert 2001, S. 407).

Im Geiste des Konstruktivismus ist die Welt nicht objektiv erkennbar, sondern sie erhält ihre Identität via Zuschreibung infolge systemimmanenter Prozesse. "(...) Das Wissen über die Welt, in der ein Mensch lebt, gründet auf eigenen Erfahrungen, auf eigenen Konstruktionen und ist nicht von außen gegeben." (Schibli/Supersaxo, 2009, S. 115)

Ernst von Glaserfeld begründete den Begriff des Radikalen Konstruktivismus, indem er anzweifelte, dass es überhaupt möglich sei, eine objektive Realität zu konstruieren oder gar abzubilden. "(...) Erkenntnis [betrifft] nicht mehr eine objektive, ontologische Wirklichkeit (...), sondern ausschließlich die Ordnung, Organisation von Erfahrungen in der Welt unseres Erlebens (...)." (Ebert, 2001, S. 313)

Auch Paul Watzlawick betont, dass wir nie selbst auf die Wirklichkeit, sondern immer nur auf ihre Bilder und Deutungen zurückgreifen können. Die grundsätzliche Deutungsmöglichkeit ist dabei immens, wohl aber

---

10 Der Begriff der Selbstreferenz wurde erst etwas später von Luhmann eingeführt, wohingegen sich Maturana und Varela nur auf die sich selbst organisierenden Strukturen bezogen (vgl. Luhmann 2015, S. 24).

durch das Weltbild des Betreffenden begrenzt (vgl. Schibli/Supersaxo, 2009, S. 115). Die konstruktivistische Sichtweise ermöglicht nun, die eigenen Konstruktionen von Wirklichkeit in Form von Beobachtungen zu beschreiben, um in Reflexionsprozessen für bestehende Probleme nach viableren Wirklichkeitskonstruktionen zu suchen. Der Mensch konstruiert durch sein Wahrnehmen, Denken, Handeln und Kommunizieren Wirklichkeiten, die er immer wieder auf "(...) ihre lebbare, viable und möglich scheinende Gangart erprobt" (vgl. ebd., S. 116). Diese Sichtweise auf die Welt entspringt "(...) der subjektiven Interpretation quantitativer Sinneswahrnehmungen (...)", die aus einer Vielzahl von Möglichkeiten ausgewählt und für anschlussfähig erklärt wird (vgl. Schiffner, 2011, S. 42). Für die Praxis systemischer Supervision bedeute das anzuerkennen, dass der Supervisand aufgrund seiner Art und Weise, die Welt zu sehen, sinnhaft handelt. Erst wenn seine eigenen Sichtweisen im Kontext von Supervision als unbrauchbar erlebt werden, wird er bereit sein, sich anderen Möglichkeitskonstruktionen zu öffnen. Wie er mit neuen Perspektiven verfährt, kann von der Supervisorin nicht festgelegt werden. Neue Möglichkeitskonstruktionen können also lediglich als Angebot formuliert werden, um vielleicht wirksam zu werden. Begriffe wie Wahrheit und Objektivität sind keine Orientierungspunkte mehr und weichen Kriterien wie viabel, passend, tauglich, relativ, intersubjektiv (vgl. Neumann-Wirsig, 1992, S. 14). Systemische Supervision als Metastrategie versucht also, das Handeln durch andere, neue Möglichkeiten und Ideen in den Kontext neuer Wirklichkeitskonstruktionen zu verorten (vgl. Schiffner, 2011, S. 46).

Die Einflüsse der Chaostheorie zeigen, dass die Operationslogik selbstorganisierter Systeme zwar durchaus einer eigenen inneren Ordnung folgt, doch im Zuge von Veränderungsprozessen ist es unmöglich vorauszusagen, welche zukünftigen Entwicklungen emergieren. Für die systemische Supervisionspraxis bedeutet dies, Interventionen nicht nur im Kontext großer Unsicherheit zu bewältigen, sondern auch die richtungsweisende Funktion für Anfangsbedingungen (z. B. Einstieg ins Gespräch, ...) zu berücksichtigen, die bereits sehr empfindlich auf kleinste Veränderungen reagieren können, was langfristig unvorhersagbare und deutliche Systemänderungen (vgl. auch Schmetterlingseffekt) bedingen kann (vgl. Ebert, 2001, S. 82).

Niklas Luhmann entwickelte auf der Basis des autopoietischen Systemkonzepts nach Maturana/Varela die Theorie sozialer Systeme. Der wesentliche Beitrag liegt in der Aufhebung der Teil-Ganzes-Unterscheidung zugunsten der System-Umwelt-Unterscheidung, die eine Reduktion von

Komplexität bewirkte und den Begriff der Selbstreferenz aufbrachte. Dabei wird nicht mehr der Mensch als kleinste Einheit eines sozialen Systems betrachtet, sondern die Kommunikation. Als soziale Systeme werden nun Kommunikationen im Sinn von Elementen und deren zueinander bestehenden Relationen verstanden, die zwar an biologische und psychische Systeme gekoppelt sind, sich aber unabhängig von diesen beschreiben lassen (vgl. Schibli/Supersaxo, 2009, S. 117). Das Operieren sozialer Systeme erfolgt in Differenzsetzung zu ihrer Umwelt mittels selbstreferentieller Prozesse. Erst das (operative) Treffen einer Unterscheidung ermöglicht die Einführung von Selbstbeobachtung sowie Selbstreferenz (vgl. Luhmann, 2015, S. 597). Luhmann schreibt hierzu:

"Die Theorie selbstreferentieller Systeme behauptet, dass eine Ausdifferenzierung von Systemen nur durch Selbstreferenz zustande kommen kann, das heißt dadurch, dass die Systeme in der Konstitution ihrer Elemente und ihrer elementaren Operationen auf sich selbst (sei es auf Elemente desselben Systems, sei es auf Operationen desselben Systems, sei es auf die Einheit desselben Systems) Bezug nehmen. Systeme müssen, um dies zu ermöglichen, eine Beschreibung ihres Selbst erzeugen und benutzen; sie müssen mindestens die Differenz von System und Umwelt systemintern als Orientierung und als Prinzip der Erzeugung von Informationen verwenden können. (...) Die Umwelt ist ein notwendiges Korrelat selbstreferentieller Operationen, weil gerade diese Operationen nicht unter der Prämisse des Solipsismus ablaufen können. (...)" (Luhmann, 2015, S. 25).

Für systemische Supervision bedeutet dies beispielsweise, dass sich das Supervisions-system selbst in Differenz zu seiner Umwelt aufrechterhält, indem es sich im Verlauf immer wieder auf sich selbst und seine eigenen Beobachtungen zur Selbstbeschreibung bezieht (vgl. Schiffner, 2011, S. 40). Die Konzeptualisierung von Supervision kann demnach nicht mehr auf kausal-linearen Beschreibungen gründen, sondern muss dem Prinzip der Zirkularität Rechnung tragen. Sie stellt das Beobachten ins Zentrum ihrer Überlegungen, das Nichtwissen, das Generieren von Informationen (vgl. Ebert, 2011, S. 413). Autopoietische Systeme können nicht gesteuert werden, sondern nur im Rahmen zirkulärer und selbstreferentieller Prozesse angeregt werden. Sie entscheiden selbst, welche Einwirkungen von außen integriert werden und welche nicht (vgl. Gierlinger/Czerny/ Peuerböck, 2002, S. 9).

Spencer-Brown formulierte im Rahmen der Differenztheorie die Gesetze der Form als operatives logisches Kalkül. Demnach konstruiert sich Wirklichkeit durch einen Beobachter mittels der Operation Unterscheidung. Dabei besteht die Beobachtung aus zwei Unterscheidungen: dem Treffen

einer Unterscheidung zur Markierung eines Raumes sowie dem nochma-
ligen Treffen einer Unterscheidung, indem der markierte Raum benannt
wird. In der Supervisionspraxis ermöglicht die Konzentration auf Unterscheidungen, nicht benannte Aspekte in die Lösungsfindung mit aufzu-
nehmen (vgl. Ebbecke-Nohlen, 2015, S. 45f.).

4.3 Definition systemischer Supervision

Ebbecke-Nohlen nähert sich der systemischen Supervision als "(...) lö-
sungsorientierte Beratungsform für Personen und Institutionen, die res-
sourcenorientiert professionelle Zusammenhänge thematisiert" (vgl. Ebbecke-Nohlen, 2015, S. 24).

"Systemisches Denken" sieht sie dabei durch Simon näher differenziert,
der systemisches Denken in der Ableitung von Erklärungen aus der Systemtheorie begründet, die dann Theorie und handwerkliches Rüstzeug
stiften würde (vgl. ebd., S. 24). Systemisch dürfe dabei aber nicht mit
systemtheoretisch synonym verwendet werden, sondern müsse, um besser verstanden zu werden, theoretische Entwicklungen als prägend aner-
kennen, die systemisch in den Kontext von Konstruktivismus verorten
(vgl. ebd., S. 24).

Entscheidend ist dabei die Erkenntnis, dass der Beobachter stets selbst
Teil der Beobachtung ist und daher nicht außerhalb des zu beobachten-
den Systems stehen kann. An dieser Stelle vernetzten sich weitere Theo-
rieentwicklungen, wie beispielsweise die Theorie sozialer Systeme, Chaostheorie, Differenztheorie, die als metatheoretische Wurzeln in ihrer
Praxisrelevanz betrachtet werden können (vgl. ebd., S. 25).

In dem Artikel "Hinter dem Eulenspiegel – warum Supervision ohne Humor witzlos ist" erklärt Simon die Bedeutung "systemischer Supervision"
in der Konzentration des Supervisors auf Interaktions-, Kommunikations-
oder Beziehungssysteme, die sich von Formen der "Kontrollsupervision"
am ehesten dadurch unterscheidet, dass sie sich den Selbstkontrollmög-
lichkeiten des Supervisanden widmet (vgl. Simon, 1992, S. 37).

Die Funktion von systemischer Supervision beschreibt Simon in diesem
Artikel mit einer Karikatur (siehe Anhang) als eine Art Ortsbestimmung:
Ein Wüstenbewohner kniet im Sand und blickt auf eine Landkarte. Auf
der Landkarte ist ein Kreuzchen mit dem Kommentar "Du bist hier".
Demnach bietet die systemische Supervision ausgehend vom Hier und
Jetzt eine Standortbestimmung, die keinerlei Wertung wie beispielsweise

im Sinne von "Du solltest nicht hier sein" oder "Ich sollte etwas anderes tun" vornimmt. Der Blick auf diese Karte führt eine Meta-Perspektive ein und ermöglicht die Selbstbeobachtung. Welche Wirkung diese Standortbestimmung auf den Wüstenbewohner hat, obliegt ihm ganz allein (vgl. ebd., S. 38f.). Der Supervisor kann lediglich mit eigenen subjektiven Wahrnehmungsbeschreibungen Widersprüche, logische Brüche, Konflikte, Ambivalenzen offenbaren oder, noch neutraler formuliert, mit Hilfe seiner Beobachtungen Beschreibungen anbieten, die vielleicht dazu beitragen, eine neue, viablere Zukunft zu entwickeln (vgl. ebd., S. 42). Um neue Wirklichkeitskonstruktionen in der Landkarte eintragen zu können, gilt es nun, Unterschiede zu fokussieren und vielleicht auch ungewohnte, irritierende oder provokante Bedeutungsgebungen anzubieten, die im Sinne einer Musterunterbrechung wirksam werden können (vgl. Neumann-Wirsig, 1992, S. 15).

Neumann-Wirsig bezeichnet eine Sichtweise dann als systemisch, wenn sie Systeme zu ihrem Beobachtungsgegenstand macht und den Beobachter dabei miteinschließt (vgl. ebd., S. 12).

Neumann-Wirsig begreift "systemisch" als eine Art zu denken, die weit über ein Handlungskonzept hinausgeht. Eine allgemeine Sichtweise, wie sie unter "systemisch" definiert werden könnte, stellt sie sich folgendermaßen vor:

"(...) Dabei denke ich mir Systeme als Einheiten, als Sinnzusammenhänge. Ich schaue sozusagen auf die Welt mit mir eingeschlossen und sehe Systeme, ähnlich unzähliger Spinnennetze, die in allen Richtungen miteinander verbunden sind. Je nachdem, von welchem Punkt aus ich schaue, sehe ich bestimmte Systeme und andere nicht, grenze ich auf ein System ein, werden die anderen zur Umwelt. Es kommt also auf meinen 'Standpunkt' an, was ich sehe. Das ist meine Realitätskonstruktion." (Neumann-Wirsig, 1992, S. 10)

Systemische Supervision impliziert also eine Sichtweise, die Systeme zu ihrem Beobachtungsgegenstand erhebt und die den Beobachter miteinschließt. Die dabei konstruierte Wirklichkeit kann nur als eine subjektive Möglichkeit verstanden werden, die keinen Objektivitätsanspruch erfüllt.

"Systemische Supervision" geht weit darüber hinaus, die Tatsache mit einzubeziehen, dass der Supervisand "Eltern" hat, wie Neumann-Wirsig humorvoll die Sichtweise einiger Kollegen beschreibt, die meinten, schon alleine dadurch "systemisch" zu arbeiten, indem sie dem Aspekt systemtheoretischer Überlegungen auf diese Weise Rechnung trügen (vgl. Neumann-Wirsig, 1992, S. 10).

Definiert sich im systemischen Sinne Supervision als Anleitung zur Reflexion, so führt dies immer Beobachtungen zweiter Ordnung, die Beobachtung der Beobachtung, als eine Form der Metaperspektive mit ein. Der Supervisor beobachtet, was der Supervisand reflektiert, und ebenso, was er in seinen Erzählungen auslässt. Dadurch gewinnt er Informationen über die Beobachtungskriterien, die in der Schilderung ausgewählt werden, und solche, die vielleicht ausgelassen werden. Daraus ergeben sich Möglichkeiten, wie die Geschichte noch bzw. anders erzählt werden könnte. Innerhalb der Reflexion betrachten Supervisor und Supervisand gleichermaßen – auf Augenhöhe – von oben die erlebte Geschichte und erleben auf diese Weise die Geschichte aus einer anderen Perspektive, sodass vielleicht andere Möglichkeiten in den Blickpunkt rücken, andere Zusammenhänge deutlich werden oder ganz neuartige Konstruktionen vorgenommen werden können (vgl. Neumann-Wirsig, 2011, S. 24).

Konzentrieren wir uns nun auf die sozialen Systeme, deren Mitglieder über Kommunikationen das System in Differenz zu seiner Umwelt erschaffen. Manche Kommunikationsabläufe erscheinen dabei wahrscheinlicher als andere.

Innerhalb der systemischen Supervision haben wir es nun mit mehreren Systemen zu tun (z. B. Supervisandensystem, soziale Systeme, psychische Systeme, biologische Systeme, ...). Personen können dabei als ein Konglomerat an Systemen definiert werden. Sie bestehen aus biologisch-psychischen Systemen. Das biologische System realisiert sich durch die chemisch-physikalischen Prozesse und sichert auf diese Weise quasi sein Überleben, wohingegen "(...) das psychische System (...) kognitiv-emotionale Erlebnis- und Sinnstrukturen [entwickelt], die der Person Orientierung geben (...)" (vgl. ebd., S. 24). Alle Systeme operieren autonom entsprechend ihrer eigenen systemimmanenten Logik. Sie können nicht ohne einander existieren, sind sich höchst relevante Umwelten und können doch nicht die gegenseitigen Auswirkungen ihrer Operationen auf die anderen festlegen.

Die systemische Supervision erfordert zwei soziale Systeme, für deren Betrachtung die Beobachtung erster und zweiter Ordnung unterschieden werden muss. Das soziale System, in dem der Berater (später Supervisand) mit seinem Klienten agiert, heißt Beratungssystem und ist ein System erster Ordnung. Es konstituiert sich durch die Interaktion von Berater und Klient. Das soziale System, in dem der Supervisor gemeinsam mit dem Supervisanden "arbeitet", wird Supervisionssystem genannt und durch die Interaktionen von Supervisor und Supervisand festgesetzt. Das

Supervisionssystem ist ein Beobachtungssystem zweiter Ordnung (vgl. ebd., S. 25).

Zusammenfassend bezieht die systemische Supervision ihre Theorie überwiegend aus systemisch-konstruktivistischen Forschungsansätzen, wobei sie sich als eine lösungs- sowie ressourcenorientierte Beratungsform von Personen und Institutionen in professionellem Kontext versteht. Die Beobachtung von Interaktionsprozessen steht im Zentrum der Suche nach neuen viablen Wirklichkeitskonstruktionen formulierter Fragen sowie Anliegen.

"Systemische Supervision nutzt [dabei] die historisch gewachsene Bedeutungsvielfalt von Supervision in ihrer Supervisionspraxis und überwindet sie zugleich, indem sie sie transparent macht." (Ebbecke-Nohlen, 2015, S. 27)

5 Konsequenzen für den Anspruch systemischer Ausbildungssupervision in der Logopädie

Neumann-Wirsig empfiehlt für die professionelle Ausrichtung von systemischer Supervision drei Säulen: Rolle und Haltung, theoretisches Konzept/systemisches Denken sowie Instrumente der Intervention.

Systemische Supervision sollte sich auf der Metaebene konzeptualisieren und dabei in einem offenen Diskurs zwischen Supervisor und Supervisand über stattfindende Korrespondenzprozesse zu einem tragfähigen Konsens gelangen. Ausgehend von diesen Konsensfindungen können weitere handlungsleitende Konzepte entwickelt werden, die dann zu Kooperationsprozessen führen können. Auf diese Weise kann innerhalb der Supervision ein gemeinsamer kooperativer Abstimmungsprozess erreicht werden, der nicht nur für alle Mitglieder motivierend wirkt, sondern der sich auch weiterhin an der Entwicklung und Konzipierung von Theorie und Praxis beteiligt (vgl. Ebert, 2001, S. 418). Die Hierarchie von Supervisanden und Supervisoren wird aufgebrochen und ermöglicht auf diese Weise für die Ausbildungssupervision ein Experimentierfeld für die Wirklichkeit zukünftiger Berufspraxis (vgl. Gierlinger-Czerny/Peuerböck, 2002, S. 7f.).

5.1 Theoretische Aspekte systemischer Supervision

Die zugrundeliegenden Systemtheorien enthalten kein Persönlichkeitsmodell für die systemische Supervision, wie Menschen zu verstehen oder zu behandeln sind. Allerdings bieten sie dem Supervisionssystem Möglichkeiten, wie Veränderungsprozesse oder auch Musterunterbrechungen angeregt werden können (vgl. Neumann-Wirsig, 2011, S. 27). Das fehlende Persönlichkeitsmodell wirkt in der Ausbildungssupervision komplexitätsreduzierend. Die Konzentration auf Interaktionsmuster und nicht auf Persönlichkeitsmerkmale stellt sich in der Ausbildungssupervision weniger angreifend dar und erleichtert es den Studenten, sich für Veränderungsprozesse im Sinne von "Du bist okay" zu öffnen. Denn es gilt nicht, die Person infrage zu stellen, sondern gemeinsam neue Wirklichkeitskonstruktionen zu zeichnen, auszuprobieren und auszuwählen.

© Springer Fachmedien Wiesbaden GmbH, ein Teil von Springer Nature 2018
S. D. Kröckel, *Aspekte systemischer Supervision in der Lehrlogopädie*,
Best of Therapie, https://doi.org/10.1007/978-3-658-21809-6_5

Systemisches Denken impliziert, dass die Tätigkeit des Supervidierens ein nichttrivialer, selbstreferentieller und selbstgesteuerter Prozess ist. Der Supervisor begreift die Prozesse der Beobachtung, das Sammeln von Wissen sowie die Art und Weise der Realitätskonstruktion als idiosynkratische Leistung eines autonom und selbstreferentiell operierenden Systems. Für die Konzeption von Supervision bedeutet dies, dass an die Stelle womöglich simplifizierender Ratschlag-Inputs mit festgelegten Output-Erwartungen zirkuläre Abstimmungsprozesse treten (vgl. Ebert, 2001, S. 413). Das gemeinsame Konstruieren erfolgt dabei in einem von Wertschätzung geprägten Kooperationsprozess auf Augenhöhe, was die Supervisanden in der Entwicklung ihrer Profession besonders ernst nimmt. Kompetenz und Know-how werden den Studierenden von Anfang an per se zugeschrieben und zuerkannt.

Systemische Supervision verwendet Interventionsstrategien, die zu zirkulärem Denken anregen. Sie konzentriert sich dabei auf die Beobachtung von Wechselwirkungen, sich gegenseitig beeinflussenden Wirkungsgefügen sowie das "(...) Entdecken und Betrachten von Wirkungszusammenhängen mit ihren Verknüpfungen und Abhängigkeiten." Durch diese bewusste Rückkopplung wird die Modifikation sowie die Veränderung von Handlungs- und Interventionsstrategien ermöglicht (vgl. ebd., S. 420). Die Wirklichkeitskonstruktion umfasst alle affektiven sowie kognitiven Bewusstseinsprozesse und drückt sich im subjektiven Wahrnehmen, Erleben, Denken, Fühlen und Handeln des Menschen aus. Realitätskonstruktionen sind also verhaltensleitend und vice versa durch gegenwärtige Handlungen bzw. Interaktionen im Rahmen anderer Entwicklungen und Wirkungsgefüge bestimmbar. Wie schon erwähnt erfüllen die Wirklichkeitskonstruktionen per se eine sinnhafte Funktion, indem sie die Komplexität von Zukunft auf ein bewältigbares Niveau reduzieren. Probleme entstehen dabei häufig in Ermangelung weiterer Perspektiven sowie durch Zuschreibung und durch die Art und Weise, zu deuten bzw. Bedeutung beizumessen. Ein Glas, in dem 100 ml Milch enthalten sind, bleibt beispielsweise nichts anderes als ein Glas mit 100 ml Milch. Erst mit der Zuschreibung „das Glas ist halb leer" und der damit verbundenen Bewertung entsteht das Problem "halb leer". Mit der Umdeutung "halb voll" erfährt die Wirklichkeit lediglich eine andere, vielleicht viablere Zuschreibung. Für den systemischen Supervisor bedeutet das, dass die Wirklichkeitskonstruktionen seiner Supervisanden berechtigt und mit Respekt zu behandeln sind. Jede Kommunikation und jede Handlung ist aus der eigenen Perspektive zunächst sinnhaft und entzieht sich schon allein aus diesem Grunde jeder Bewertung. Es geht also nicht darum, die Wirklichkeitskonstruktionen in falsch und richtig zu kategorisieren oder zum Prädikat "erstrebenswert" hin zu verändern, sondern darum, deren Deutung auf Möglichkeiten hin zu überprüfen. Das Verhalten der Supervisanden und auch das des Supervisors ist die Folge komplexer, zirkulärer sowie permanenter Wechselwirkungen innerhalb von Realitätskonstruktionen des Supervisionssystems. Es ist nicht vorhersehbar, was sich als sinnstiftend konstituiert oder welche Interventionen als Veränderungsimpulse emergieren (vgl. Neumann-Wirsig, 2011, S. 28). Die Kategorien richtig/falsch, objektiv und wahr treten im Lehrprozess in der Ausbildungssupervision zurück und eröffnen ein gemeinsames Experimentierfeld des Werdens, das damit verbunden einladend und spannend wirkt.

Wirklichkeitskonstruktionen erfolgen nach bestimmten Regeln und Mustern, die sich als "(...) wiederkehrende Vernetzung von Wirklichkeitskonstruktionen und kommunikativen Beiträgen in einem sozialen System (...) äußern." (vgl., ebd., S. 28) Das Supervisionssystem spinnt sich dabei in rekursiven Wechselprozessen ein eigenes Regelwerk zurecht, wie und auf welche Weise es funktioniert. Die Beobachtung dieser systemimmanenten Muster und Regeln kann dem Supervisor wichtige Ideen für seine Interventionen bieten (vgl. ebd., S. 28f). Gleichzeitig besteht die Gefahr, dass sich die Supervisanden in ihren eigenen Arbeitsprozessen und den zugehörigen Kommunikationsmustern verstricken. Dies verdeutlicht die Aufgabe von Ausbildungssupervision, im Rahmen eines konstruktiven Dialogs durch neue Sichtweisen die Handlungsspielräume zu vergrößern, damit neue Muster erprobt und etabliert werden können (vgl. Ebert, 2011, S. 414).

Supervisionssysteme entstehen und erhalten sich über Kommunikation und lösen sich dementsprechend auf, wenn keine Kommunikation mehr erfolgt, weil sich z.B. ein Problem gelöst hat (vgl. Neumann-Wirsig, 2011, S. 29). Während des Supervisionsprozesses gilt es, das Supervisionssystem durch Kommunikationen, Fragen, Deutungen, Wechselwirkungen und auch Wirklichkeitskonstruktionen am Laufen zu halten (vgl. ebd., S. 29). Im Rahmen von Feedbackprozessen kann der Supervisor den Dialog in der Supervision unterstützen, indem er immer dort für eine kritische Überprüfung sorgt, wo Rückkopplungsprozesse stocken oder unterbrochen sind. Weiterführend trägt die Supervision auf diese Weise dazu bei, einen funktionalen Umgang mit Feedbackprozessen anzuregen, der einen Grundstein für die Entwicklungsmöglichkeiten eigener Professionalität zugunsten einer eigenen Systemkontrolle ohne Supervision legt (vgl. Ebert, 2001, S. 415).

Die strukturelle Kopplung des supervidierten Systems mit seiner Umwelt erlaubt Anschlussmöglichkeiten an seine Umwelten/Kontexte im Zuge eigener Operationsweisen. Die Art und Weise der Anknüpfungen kann nicht von außen instruiert und auch nicht nach externen Kriterien bewertet werden. Indem der Supervisor die Operationslogik sowie die strukturellen Kopplungen beobachtet und kennenlernt, erhöht er die Anschlussfähigkeit sowie auch die Bereitschaft, sich im Rahmen eines Supervisionsprozesses zu öffnen. Der Supervisor muss die Bewertung durch externe Kriterien, wie beispielsweise das "Prinzip der maximalen Anpassung" (z.B. an den institutionalen Kontext), das "Prinzip der maximalen Leistung" (z.B. beste Therapie, wirksamstes Therapiekonzept), das "Prinzip des optimalen Funktionierens" (z.B. im Sinne einer schnellen und erfolgreichen Behandlung von Symptomen) als das erkennen, was sie sind: irreführend und dysfunktional in einem Prozess, der sich an den Gesetzmäßigkeiten autonomer und autopoietischer Systeme orientiert. Auch scheinbar verrückte und ungewöhnliche System-Umwelt-Verknüpfungen können äußerst funktional sein (vgl. ebd., S. 414).

In Anbetracht sich permanent verändernder Erwartungen aus der Umwelt sollte sich systemische Supervision im Kontext flexibler Reaktionsmuster sowie aktiver Gestaltungsprozesse konzeptualisieren und jegliche Form von restriktiven, starren sowie apodiktischen Handlungsmustern ablehnen (vgl. Ebert, 2001, S. 414). An dieser Stelle bieten die diversen Settings der logopädischen Ausbildungssupervision besonders viele Möglichkeiten, zu gestalten und sich einzubringen. Zudem orientieren sie sich unmittelbar an der späteren Berufspraxis.

In der systemischen Supervision wird jede Kommunikation in ihrem jeweiligen Kontext betrachtet, der für die Interpretation den notwendigen Situationszusammenhang darstellt. Für die Supervisionspraxis bedeutet dies, einen Kontext zu initiieren, der sich in Form von Wertschätzung und Achtsamkeit gegenüber den Wirklichkeitskonstruktionen etabliert und von einer Haltung der Neugier, des Nichtwissens und der Allparteilichkeit getragen wird (vgl. Neumann-Wirsig, 2011, S. 29). Diese Art der Ausbildungssupervision konstruiert gleichzeitig ein viables Vorbild, wie es im therapeutischen Kontext der von den Supervisanden durchgeführten Therapiesitzungen wirksam werden könnte.

Systemische Supervision kann als pragmatischer Vorschlag in Anbetracht hoher Komplexität neue überraschende Sichtweisen generieren und sollte dabei ihre Endlichkeit im Sinne einer Möglichkeit und nicht eines "Allheilsversprechen" im Blick behalten (vgl. Ebert, 2001, S. 419). Die damit verbundene Absage an eine womöglich einzige/beste Lösung ist für die Ausbildungssupervision und die hohen Ansprüche, denen sich Studenten oft selbst unterwerfen, sehr hilfreich.

Systemische Supervision muss Beobachtungs- und Reflexionsprozesse auf mehreren Ebenen thematisieren, um gestellte Fragen multiperspektivisch zu erfassen und mittels "(...) 'multidisziplinärer Diskurse' und 'systemischer Emergenzpotentiale' zu lösungsorientierten Ergebnissen zu kommen (...)" (vgl. Ebert 2001, S. 420).

Kontinuierliche Abstimmungsprozesse über Kommunikation zu Vertrauensbildung, Zielen, Inhalten sowie methodisch-didaktischen Überlegungen stärken die Kooperation innerhalb der systemischen Ausbildungssupervision und zentralisieren in der gemeinsamen Ziel- und Werteentwicklung ein ungeheures Potential, das sich in den gemeinsam getragenen Konzepten zeigen und entfalten kann. In Anbetracht oft knapper Ressourcen trotz wachsender Komplexität sowie dem Diktat von Optimierungsdruck sozialer Arbeit geben diese Synchronisierungsprozesse eine wichtige Stütze im Prozess des Angleichens und Zusammenfindens diverser Anforderungen (vgl. ebd., S. 421).

5.2 Die Rolle des systemischen Supervisors

Ein systemischer Supervisor lehnt das Rollengefüge des Experten ab, da er den Supervisanden selbst im Zuge seiner Autonomie sowie seiner selbstschöpferischen Fertigkeiten als inhaltlichen Experten für eigene Fragen- und Problemlösungen anerkennt (vgl. Ebert, 2001, S. 422). Dabei trägt der Supervisor die Verantwortung für die Gestaltung des Supervisionsprozesses, indem er die Bedingungsgefüge der eigenen Praxis kennt und über die notwendigen Fähigkeiten verfügt, diese herzustellen (vgl. Neumann-Wirsig, 2011, S. 32).

Um seinen Supervisionsauftrag ausführen zu können, muss sich der systemische Supervisor anschlussfähig verhalten und sich an die Denkprozesse des Klientensystem ankoppeln. Strategisch ist dies durch explorierende Fragen zu erreichen, da hierdurch Denken, Fühlen, Verhalten sowie Muster des Klientensystems sichtbar werden können (vgl. Ebert, 2001, S. 423).

Für Lern- und Veränderungsprozesse ist es besonders wichtig, dass der systemische Supervisor die systemimmanenten Rückkopplungsprozesse, die ja für die systemeigene Kontrolle eine wichtige Rolle spielen, durch seine Interventionen bestätigt, unterstützt sowie ergänzend anregt. Gleichzeitig haben seine eigenen Rückkopplungen auch Auswirkungen auf bereits bestehende Feedbackprozesse des Supervisionssystems. Der systemische Supervisor übt nicht nur die Rolle des Feedbackgebers aus, indem er seine Beobachtungen ins System trägt, sondern er regt auch die Überprüfung bestehender Feedbackschleifen an, um Unterbrechungen auf die Spur zu kommen und um eine gemeinsam getragene Feedbackkultur zu interiorisieren (vgl. ebd., S. 423).

Für die "wirksame" Irritation ist es erforderlich, dass der systemische Supervisor durch Wahrnehmung und Beobachtung ein Verständnis für die Strukturen des Systems entwickelt, wobei er seine Beobachtungen auch dem System kommuniziert. Dies ist deshalb wichtig, weil die Strukturen des Systems sowohl das individuelle als auch das gemeinschaftliche Handeln beeinflussen und Verhaltensweisen wie auch Fragen, Probleme und ihre Lösungen nur in Abhängigkeit von ihren Strukturen (z.b. psychische, organisatorische, methodische) wirksam untersucht und verändert werden können. Damit verbunden bilden nicht die Defizite von Supervisanden die Grundlage systemischer Interventionen, sondern sie orientieren sich an den Wirkungen von Kommunikations- und Interaktionsprozessen, an Handlungen, an Strukturen sowie an zugrundeliegenden Voraussetzungen und Folgen (vgl. Ebert, 2001, S. 424).

Der systemische Supervisor konstituiert im Rahmen der Supervision einen geschützten Raum, in dem sich eine mehrperspektivische und methodenplurale Reflexionskultur aus verschiedenen Sichtweisen entwickeln kann. Denn nur auf diese Weise kann sich das Klientensystem in seiner vollen Komplexität entfalten und der Entwicklung geeigneter Lösungsstrategien widmen, was letztlich auch die Eigenreflexivität erhöht und für die Zeit der Nicht-Supervision befähigt (vgl. ebd., S. 425)

5.3 Grundhaltungen in der systemischen Supervision

Der Supervisor wirkt in der systemischen Supervision als Prozessgestalter. Er konstituiert in Abstimmung mit seinem Supervisanden einen Supervisionskontext, in dem der Supervisand Respekt, Akzeptanz und Ermutigung für seinen Prozess erfährt. Dadurch wird es möglich, Unterschiede im Fühlen, Denken und Handeln zuzulassen, zu erleben und auch zu kommunizieren.

Der systemische Supervisor nimmt eine Haltung des Nicht-Wissens ein. Eine Haltung des Nicht-Wissens erkennt den Supervisanden als eigenen Experten für seine Fragen und Problemlösungen an. Der Supervisor nimmt Abstand von Rat-Schlägen, eigenen Glaubenshaltungen sowie Interpretationen und schafft dadurch gleichermaßen Raum für die Bilder, Deutungen, Kommunikationen sowie Wirkungen seitens des Supervisanden. Er maßt sich nicht an zu wissen, was für den Supervisanden gut wäre oder wie er sich entwickeln sollte (vgl. Neumann-Wirsig, 2011, S. 35). Er verzichtet auf Handlungsanweisungen und übertragt die Verantwortung für inhaltliche Lösungen dem Supervisanden (vgl. Ebbecke-Nohlen, 2015, S. 32). Die Haltung des Nicht-Wissens integriert professionelles Wissen als notwendiges Element. An die Stelle von Wissensangeboten treten Fragen, die die Wissenskonstruktionen des Supervisanden anregen (vgl. Barthelmess, 2016, S. 90f.).

Der systemische Supervisor nimmt eine Haltung der Neutralität ein. Neumann-Wirsig bezieht die Forderung der Neutralität auf drei Bereiche: auf Konstrukte, Beziehungen und Veränderungen.

Konstruktneutralität meint, dass alle Wirklichkeitskonstruktionen, sprich, die des Supervisors, der Klienten sowie der beteiligten Supervisanden, als gleichwertig zu betrachten sind. Unterschiede in der Situationsbeschreibung sind nicht besser oder schlechter, wahr oder unwahr, sie sind, was sie sind, nämlich unterschiedlich (vgl. Neumann-Wirsig, 2011, S. 35).

Neutralität auf der Beziehungsebene meint die Unparteilichkeit oder auch die gleichwertige Verpflichtung gegenüber allen beteiligten Personen. Der systemische Supervisor darf dabei mit den einzelnen Akteuren (z.B. Supervisand, CO, Patienten) "(...) Bündnisse des Verstehens und [des] Anteilnehmens (...)" im Sinne einer empathischen Haltung eingehen, jedoch keine Koalitionen oder Allianzen schließen (vgl. Barthelmess, 2016, S. 233). Dies meint die Aufrechterhaltung einer wirksamen Außenperspektive im Zuge des Angeschlossenseins oder auch die Balance zwischen Nähe und Distanz (vgl. Krizanits, 2015, S. 44). So darf der Supervisor beispielsweise die Behandlungsbedürfnisse des Patienten nicht über den Entwicklungsanspruch der Supervisanden stellen.

Veränderungsneutralität beschreibt die Ausgewogenheit zwischen dem Alten und dem Neuen, zwischen Bewahren und Verändern, zwischen Lernen und Nicht-Lernen, zwischen Exploitation und Exploration (vgl. Neumann-Wirsig, 2011, S. 35f.). Dies ist im Kontext der Ausbildungssupervision besonders zu beachten, um die Studenten nicht zu überfordern, sondern im eigenen Tempo wirksam werden zu lassen.

Barthelmess führt eine weitere Form der Neutralität an, und zwar gegenüber Problemen bzw. Symptomen, die vom professionellen Berater eine "(...) respektvoll-ambivalente Haltung gegenüber den Problemen (...)" fordern. Eine Bewertung des Problems in jeglicher Hinsicht wird vermieden. "Sowohl das Leiden daran als auch der mögliche Nutzen des Problems für die Aufrechterhaltung der Selbstorganisation des Klientensystems wird anerkannt." (Barthelmess, 2016, S. 234)

Schlippe/Schweitzer sprechen darüber hinaus von einer Neutralität gegenüber Ideen, die seitens des Beraters offenlässt, welche Meinungen, Lösungsideen oder Werthaltungen er präferieren würde (vgl. Schlippe/Schweitzer, 2012, S. 206).

Der systemische Supervisor nimmt eine Haltung der Neugier an, indem alte Denkgewohnheiten infrage gestellt werden. Es werden neue Perspektiven, Zusammenhänge und Handlungsoptionen konstruiert (vgl. Ebbecke-Nohlen, 2015, S. 32).

Barthelmess sieht in der Haltung des Nicht-Verstehens die Triebfeder des neugierigen Nachfragens, die dem Supervisanden im Sinne weiterer Exploration zu einem erweiterten Selbstverständnis verhilft. Nicht-Verstehen setzt Verstehenskompetenzen, wie beispielsweise Empathie, Anteilnahme sowie Einfühlungsvermögen, seitens des Supervisors voraus, auch wenn die Personen letztlich füreinander uneinsehbar bleiben. Letzteres bewahrt eine Haltung interessierter Neugier und lädt zu weiteren kreativen Fragen ein (vgl. Barthelmess, 2016, S. 102f.).

Im Kontext der Haltung des Eingebundenseins wird ausgedrückt, dass der systemische Supervisor selbst Teil des Supervisionssystems ist. Laut Barthelmess wird damit den "(...) Interdependenzen, die sich zwischen dem Berater und dem Adressaten abspielen, Rechnung getragen (...)". Supervisor und Supervisand wirken, agieren und reagieren aufeinander in Wechselwirkungen. Der Supervisor reflektiert sich selbst im Spiegel zirkulärer und rekursiver Wirkungen mit dem Adressatensystem und macht sich auf diese Weise bewusst, wie er auf das Klientensystem reagiert und welche Reaktionen in ihm ausgelöst werden. Dies generiert neue Handlungsoptionen und trägt zu einer nachhaltigen Lösungsfindung bei (vgl. ebd., S. 118f.).

Eine Haltung von Respektlosigkeit bewahrt vor eingefahrenen Gewissheiten und Normen zugunsten eines flexiblen Umgangs mit Glaubenssätzen sowie einer Unabhängigkeit im Denken (vgl. Schlippe/Schweitzer, 2012, S. 208).

Zirkularität als Handlungsmaxime versucht "(...) das Verhalten der Menschen, die in ein System kommunikativ eingebunden sind, als Regelkreis so zu beschreiben, dass die Eingebundenheit dieses Verhaltens sichtbar wird (...), indem einzelne Ursache-Wirkungs-Hypothesen als Wirkungsgefüge zusammengefügt werden" (vgl. ebd., S. 205).

Der systemische Supervisor verpflichtet sich dem Prinzip des Hypothesenbildens. Systemische Hypothesen orientieren sich an der Nützlichkeit und generieren ihr Potential aus der Vielfalt. Das Konstruieren von "Thesen" und "Annahmen" über ein Interaktionssystem innerhalb eines Beratungsprozesses interpretiert die Handlungsmuster eines sozialen Systems und seiner Funktionsprinzipien. Nützliche Hypothesen fließen in die Selbstbeobachtung des Systems ein und können zu neuen, überraschenden Erkenntnissen führen (vgl. ebd., S. 204).

Der systemische Supervisor drückt seine grundsätzliche Wertschätzung gegenüber Systemen in der Anerkennung ihrer gewachsenen Strukturen aus (vgl. Krizanits, 2015, S. 44). Dieser Aspekt bewirkt in der Ausbildungssupervision eine höhere Lernbereitschaft, aber auch ein respektvolles, gemeinsames Arbeiten.

In einer Haltung von Ermutigung, Zuversicht und Glauben unterstützt der systemische Supervisor die selbstorganisatorischen Systemkräfte für eigene Lösungsprozesse. Die nachhaltige Stärkung des Systems überwiegt dabei das Erreichen kurzfristiger Effekte (vgl. Krizanits, 2015, S. 44).

5.4 Systemische Methoden und Interventionen

Interventionen sind zielgerichtete Kommunikationen, die beim Kommunikationspartner auf bestimmte Wirkungen abzielen. Im Rahmen einer gemeinsamen Systemwirklichkeit im Gefüge zirkulärer Kommunikationsprozesse bieten Interventionen Steuerungsimpulse auf dem Weg zu neuen Wirklichkeitskonstruktionen (vgl. Neumann-Wirsig, 2011, S. 31).

Sie entwickeln sich aus dem schleifenförmigen Prozessieren von Informationen, Beobachtungen, Hypothesen und deren beständiger und mehrfacher Auswertung (vgl. Krizanits, 2015, S. 31).

Sie wirken musterbrechend, indem sie das System pertubieren, erstaunen wie anregen, und führen auf diese Weise zu neuen Perspektiven. Intervenieren bedeutet, so zu kommunizieren, dass die Wahrscheinlichkeit der Lösungsfindung von Fragen bzw. Problemen steigt. Diese Art der Kommunikation wird möglich, indem Interventionen die Unterschiedsbildung von Beschreibungen, Beobachtungen, Kontexten sowie Gefühlen anregen und fokussieren (vgl. Neumann-Wirsig, 2011, S. 31).

Es werden zwei Interventionsarten unterschieden: Interventionen, die auf die Aufrechterhaltung des Supervisionssystems abzielen, und Interventionen, die innerhalb des Supervisionsprozesses die Problembearbeitung und Lösungsentwicklung im Klientensystem unterstützen. Interventionen für das Supervisionssystem dienen der Ausgestaltung des Settings sowie dem Kontext im Sinne einer Atmosphäre, die "(...) wertschätzend, interessiert, würdigend [und] lösungsorientiert (...)" ist (vgl. ebd., S. 32).

Im Rahmen der Interventionen kann in der Ausbildungssupervision auf verschiedene Tools oder auch Methoden zurückgegriffen werden. Diese können als Strukturhilfe verstanden werden, indem sie Kommunikationsabläufe determinieren und ordnen. Dabei ermöglichen sie einerseits bestimmte Wirkungen, indem sie Reflexions- und Denkprozesse anregen. Andererseits wirken sie auch begrenzend, da sie in einem bestimmten Kontext stehen und damit verbunden andere Beobachtungsimpulse außen vorlassen. Sie reduzieren Komplexität, indem sie sich auf etwas konzentrieren, das anderes ausblendet, und dabei begrenzen sie vielleicht kreative Lösungen, die das Ausgeblendete generieren könnte. Gleichzeitig kann der begrenzte Rahmen auch Sicherheit und Stabilität geben im Kontext eines kleineren Ausschnitts gegenwärtiger Wirklichkeit, die es zu bewältigen gilt (vgl. ebd., S. 32).

Wirkungsvolle Tools bzw. Methoden bewirken die Unterbrechung von eingefahrenen Wahrnehmungs-, Deutungs-, und Handlungsmustern, sodass "(...) die Komplexität menschlicher Erfahrungsmöglichkeiten wieder zugänglich wird (...)." (vgl. ebd., S. 32f.) Grundsätzlich sollte der systemische Supervisor seine Interventionen in der Ausbildungssupervision theoriegeleitet begründen und anwenden können. Interventionen, die den Aufbau von Kooperation unterstützen, sind besonders nützlich, da sie bewirken, dass sich der Supervisand in einer wertschätzenden Atmosphäre angenommen und gesehen fühlt. Auf diese Weise kann sich der Supervisand leichter öffnen und der Herausforderung Supervision freier begegnen (vgl. ebd., S. 34).

Sowohl das Beobachten als auch die Handlungen des systemischen Supervisors sind absichtsarm, ergebnisoffen und theoriegeleitet. Seine Annahmen beruhen dabei auf begründbaren Hypothesen und werden auch als solche sprachlich markiert (z.B. "Angenommen", "Falls dies so wäre", "Gesetzt den Fall, dass ...") (vgl. ebd., S. 34). Dabei gilt der ethische Imperativ von Heinz von Foerster als Handlungsmaxime: "Handle stets so, dass die Anzahl der Möglichkeiten wächst!" (Förster/Pörksen, 2016, S. 36).

Im Folgenden wird eine Auswahl systemischer Methoden dargestellt, die im Kontext der logopädischen Ausbildungssupervision der BFS für Logopädie Würzburg besonders nützlich erscheint. Es bleibt anzumerken, dass die Methodenauswahl im systemischen Sinne recht flexibel gehandhabt werden kann, wenn die systemtheoretische Denkweise die Grundlage professionellen Handelns abbildet. Buchinger und Klinkhammer führen an, dass "(...) die Freiheit in der Auswahl der Methoden, die ja gerade für die Supervision charakteristisch ist, durch systemisches Denken erhöht wird (...), [da es] den Profi in der Supervision nicht auf den Einsatz von Interventionen [limitiert], die sich in Abgrenzung von anderen Schulen als systemische bezeichnen – ganz im Gegenteil (...)." (vgl. Buchinger/Klinkhammer, 2007, S. 132)

Vor der Anwendung von Methoden und Tools bleibt die systemische Haltung an sich jedoch die wirksamste und wichtigste Intervention systemischer Handlungspraxis.

5.4.1 Systemische Prämissen

Im Zuge der Interventionen wirken die systemischen Prämissen gleichsam wie Methoden, indem sie dem Supervisor Prinzipien zur Verfügung stellen, die im Beobachtungsprozess auf systemische Weise erkenntnisleitend wirken.

Folgende Prämissen beschreibt Krizanits in Kenntnis der von Schlippe und Schweitzer formulierten Überlegungen (vgl. Krizanits, 2015, S. 46):

Im Beobachtungsprozess erfolgt die Konzentration auf systemimmanente Kommunikations- sowie Interaktionsmuster, auf Handlungen sowie auf die Anschlussfähigkeit zwischen Personen.

Die Aufmerksamkeit des systemischen Supervisors orientiert sich stets an Lösungen und Ressourcen, sprich, auf Begebenheiten, die Dinge ermöglichen.

Der systemische Supervisor versucht, Sinn und Zweckmäßigkeit von vermeintlichen Dysfunktionalitäten zu beleuchten (z.B. warum der Patient seine Übungen nicht macht). Er beobachtet kontextorientiert und erkennt die Funktionalität von Handlungsmustern für den jeweiligen Kontext an. Im gemeinsamen Supervisionsprozess werden multiperspektivische Wirklichkeitskonstruktionen und vielfältige Handlungsoptionen für den jeweiligen Kontext skizziert, um viable herausfiltern zu können.

Der systemische Supervisor fokussiert sein Interesse auf Wirkungen, Wechselgefüge sowie Wirkungsketten anstelle einzelner Variablen.

Er oszilliert zwischen Pol und Gegenpol, indem er das Gute im Schlechten sieht oder auch das Funktionale an der Dysfunktion und umgekehrt.

Der systemische Supervisor ist sich bewusst, dass einzelne Interventionen eine große Durchschlagskraft haben können, genauso wie sich typische Muster des Systems in kleinen Interaktionseinheiten bereits abzeichnen können (vgl. Krizanits, 2015, S. 46f.).

Der systemische Supervisor konzentriert sich auf Unterschiede, indem er die jeweils andere Seite der Medaille, z. B. das Nicht-Wahrgenommene, das Nicht-Erzählte oder auch das Nicht-Gehörte ins System trägt. Macht der Supervisand die Ordnung zum Thema, kann der Supervisor das Thema Chaos in die Reflexion einbringen. Beschäftigt sich der Supervisand mit den Themen Angst und Unsicherheit, so könnte der Supervisor Zuversicht und Stabilität hinzunehmen (vgl. Neumann-Wirsig, 2011, S. 73).

5.4.2   Systemische Fragen

"Die Intention einer Frage gibt natürlich keine Garantie, dass auch ihre beabsichtigte Wirkung eintritt. Allerdings ist es auch unmöglich, eine Frage zu stellen, ohne etwas zu bewirken. (...) Dennoch ist jede Frage eine Sonde und der potentielle Auslöser einer generativen Wirkung – das heißt einer substantiellen Veränderung" (Tomm, 2009, S. 99).

Fragen erfüllen aus systemischer Sicht zwei Funktionen. Sie wirken als Analyseinstrument, da sie eine vernetzte und nachhaltige Analyse von Zusammenhängen ermöglichen. Gleichzeitig wirken sie als Interventionsinstrument, da jede Analyse im Rahmen einer Interaktion auf den Befragten zirkulär zurückwirkt (vgl. Patrzek, 2017, S. 4).

Stellvertretend für die Vielzahl an Fragemöglichkeiten werden im Folgenden einige skizziert, die im Prozess der logopädischen Ausbildungssupervision der BFS Logopädie Würzburg in allen Settings Anwendung finden können.

5.4.2.1 Zirkuläre Fragen

Zirkuläre Fragen entheben Probleme ihrer linear-kausalen Sichtweise zugunsten einer zirkulären Betrachtung (vgl. Palmowski, 2014, S. 76f.). Dabei werden neue, komplexe Informationen und Zusammenhänge zwischen unterschiedlichen Verhaltensweisen sowie den Beziehungsmustern von Beteiligten sichtbar, indem fremde Perspektiven erfragt werden. Die Fragestellung erfolgt nun zunächst nicht aus der Sicht des Supervisanden, sondern aus der Perspektive anderer beteiligter bzw. wichtiger Personen (z.B.: "Was denken Sie, wie der Patient sich fühlt?", "Was denkt ihr Cotherapeut über diesen Sachverhalt?"). Dies kann entweder tatsächlich passieren, indem anwesende Personen ihre Denk-, Gefühls- und Sichtweise direkt darlegen, oder auch fiktiv, indem der Supervisand sich in eine andere Person hineinfühlt und -denkt, um dann aus deren Blickwinkel antworten zu können (vgl. Radatz, 2015, S. 204). Gemäß der Zirkularität können die Hypothesen beteiligter Perspektiven immer wieder untereinander sowie auch mit dem Supervisanden abgeglichen werden und verdichten sich in diesem kreisförmigen, rekursiven Prozess zu einer neuen Breite und Tiefe von Wissen, das möglichen Lösungen sowie neuen Wirklichkeitskonstruktionen vielfältiges Potential bietet (vgl. Palmowski, 2014, S. 76f.). Die klassische zirkuläre Frage entspricht folgendem Grundmuster: "Wenn der Fragende den Befragten darüber befragt, wie dieser glaubt, dass eine weitere Person eine bestimmte Sache einschätzt." (Patrzek, Andreas, 2017, S. 23) "Ausgehend vom Zustand des Nichtwissens, bringt es einen [gemeinsamen] Suchprozess in Gang und strebt ein Verstehenwollen an. Zirkuläres Fragen kontrastiert damit zu einem Vorgehen, das sich primär auf Anweisungen und Ratschläge stützt." (Ebbecke-Nohlen, 2015, S. 78).

Zirkuläre Fragen eignen sich innerhalb der logopädischen Ausbildungssupervision Würzburg für alle Settings, besonders aber im Kontext der 15-minütigen Nachbesprechung, da sich durch das Einführen einer "dritten Partei" bzw. das Einfühlen in bestimmte Personen recht schnell neue Sichtweisen sowie Perspektivwechsel im Gespräch einstellen, die besonders in dieser kurzen Zeitspanne Lernprozesse anregen können. Das Gleiche gilt für die folgenden Frageformen.

5.4.2.2 Frageformen, die Unterschiede verdeutlichen

Frageformen, die einen Unterschied verdeutlichen, tragen zu einem Perspektivenwechsel sowie zu neuen Informationen bei. Um Unterschiede zu markieren, kann nach dem Merkmal der Unterscheidung gefragt werden (z.B. etwas wird als "schwierig" unterschieden; die Frage "Woran genau erkennen Sie, dass xy schwierig ist?" fragt nach dem Unterscheidungsmerkmal "schwierig") oder auch die andere Seite der Unterscheidung (z.B. "Woran würden Sie erkennen, dass es nicht mehr schwierig ist?") thematisiert werden (vgl. Barthelmess, 2016, S. 230).

Klassifikationsfragen schärfen Unterschiede in Sichtweisen sowie Beziehungen, indem sie diese in eine Rangfolge (z.B.: "Wer genießt den meisten Respekt?", "Wer hat heute den größten Optimismus?") bringen.

Übereinstimmungsfragen eruieren Ablehnung oder Zustimmung zu bestimmten Themen und geben damit Hinweise auf Koalitionen (z.B.: "Könnte es sein, dass jemand das ganz anders bzw. genauso wie Sie sieht? Wer könnte es sein? Und wie würde er das beschreiben?") (vgl. Schlippe/Schweitzer, 2009, S. 47). Übereinstimmungsfragen tragen ggf. auch zu einer Gewichtung bei, indem ein Thema oder eine Therapiemethode vielleicht eine größere Relevanz erfährt, wenn viele Supervisanden übereinstimmen.

Skalierungsfragen hinterfragen Unterschiede, indem sie bereits existierende Unterschiede benennen und in ihren Ausprägungen beschreiben (z.B. "Auf einer Skala von 1-10, wie schwierig ist das Problem für Sie aktuell, wenn null ganz leicht wäre?") (vgl. Patrzek, 2017, S. 27). In der logopädischen Ausbildungssupervision Würzburg sind die Skalierungsfragen ein wichtiges Instrument bei der Bearbeitung unterschiedlicher Themen, da noch einmal eine Gewichtung vorgenommen wird, die den Schweregrad einkreist, aber auch Spielraum nach oben abbildet.

Prozentfragen differenzieren Glaubenssysteme, Stimmungen, Meinungen, Ideen und offenbaren Ambivalenzen, die sich im Verlauf verflüssigen können (z.B. "Zu wie viel Prozent halten Sie das Stottersymptom für eine Störung und zu wie viel Prozent für ein Ausdrucksmittel einer individuellen Persönlichkeit?") (vgl. Schlippe/Schweitzer, 2009, S. 47).

5.4.2.3   Fragen nach Möglichkeits- und Wirklichkeitskonstruktionen

Fragen zur Möglichkeits- und zur Wirklichkeitskonstruktion beleuchten interne und externe Beziehungszustände des Systems im Hinblick auf seine Veränderungsmöglichkeiten, ausgehend von dem, was ist, und dem, was sein könnte.

Fragen zur Wirklichkeitskonstruktion verdeutlichen Beziehungsmuster in den unterschiedlichsten Kontexten (z.B. Auftragskontext, wie „Was möchten Sie, dass in der Supervision passieren soll?", Erwartungskontext, Problemkontext, Lösungskontext). Fragen zur Möglichkeitskonstruktion thematisieren dementsprechend noch nicht verwirklichte Beziehungsmuster. Dazu gehören Fragen nach Lösungen, nach Ressourcen oder auch Verschlimmerungsfragen (vgl. Schlippe/Schweitzer, 2009, S. 47).

Die Wunderfrage regt dazu an, sich Gedanken zu machen, wie das Leben wäre, wenn das Problem verschwunden wäre. Steve de Shazer empfiehlt, die Wunderfrage einzuleiten ("Ist es in Ordnung, wenn ich Ihnen jetzt eine ungewöhnliche Frage Stelle?"), um sie auf diese Weise den üblichen Annahmen über Realitätsdarstellungen zu entziehen. Es schließt eine kurze Sequenz an, die an Altbewährtes anknüpft, an das, was normalerweise erfolgt, um anzukoppeln. In diesem Bewusstsein wird der Tag verabschiedet. Das Wunder geschieht über Nacht, während der Klient schläft. Am nächsten Tag ist das Problem verschwunden und der Supervisand soll sich nach und nach der Frage stellen, wie sich das anfühlt, was jetzt anders ist, woran er merkt, dass das Problem verschwunden ist. Während die Wunderfrage inszeniert wird, ist es essentiell, immer wieder sinnhafte Pausen zu machen, damit der Supervisand diese gehaltvolle Frage für sich auch entsprechend aufbauen kann (vgl. de Shazer/Dolan, 2008 S. 70/77f.).

5.4.3   Reframing

Reframing bedeutet, dass im Zuge eines begrifflichen oder auch emotionalen Rahmenwechsels ein Ereignis in einem anderen Bedeutungsrahmen verlegt wird. Dabei kommt es zu einer Umdeutung, die die Beziehung zwischen einer Situation und ihrer Bedeutung verändert. Die geänderte Bedeutungsgebung ermöglicht nun auch andere Empfindungen sowie andere Handlungsimpulse. Berichtet der Supervisand von einer belastenden Situation in der Beziehung zu seinem Patienten, so kann beispielsweise eine Umdeutung erfolgen, indem dies auch als Herausforderung betrachtet werden könnte, da auf diese Weise besonders viele Lernmöglichkeiten bestehen (vgl. Barthelmess, 2016, S. 206). Fühlt sich eine Supervisandin z.B. in ihrer Kompetenz angegriffen, weil ihr Patient die therapeutischen Hausaufgaben häufig nicht bis zur nächsten Therapiestunde absolviert, so kann die Umdeutung, dass der Patient ihre Therapie für so herausragend halte, dass er aus seiner Perspektive schlichtweg keine Hausaufgaben benötige, in dieser Situation vielleicht eine neue Sichtweise ermöglichen. Das Reframing als wichtige Grundlage systemischen Arbeitens wird manchmal auch als eine Haltung betrachtet, da es um das grundsätzliche und kontinuierliche Umdeuten und Hinterfragen von Inhalten, Beschreibungen und Wahrnehmungseindrücken geht, um diese in einem anderen Licht betrachten zu können. Wenn der Sinngehalt wahrgenommener Realität von einer bestimmten Perspektive konstituiert wird, dann können wir dem Erlebten auch einen anderen Sinn zuschreiben, wenn wir die Perspektive bzw. die Kontextmarkierung verändern. Kontextreframing fragt nach Kontexten, die für die Fragestellung besonders sinnvoll wären. Inhaltsreframing fragt nach einer sinnhaften Absicht eines als problematisch erlebten Verhaltens (z.B. ein Patient unterbricht den Therapeuten sehr häufig, um sich Pausen zu verschaffen und nicht, um zu stören) (vgl. Schlippe/Schweitzer, 2009, S. 76f.) Das Reframing eignet sich für alle Settings in der logopädischen Ausbildungssupervision, kann aber auch besonders in der knappen Nachbesprechung recht schnell zu effizienten Musterbrechungen führen.

5.4.4 Die systemische Schleife

Königswieser und Hillebrand definieren die systemische Schleife als "(...) ein anschauliches, einfaches Denk- und Prozessmodell (...), welches die systemische Haltung zum Ausdruck bringt: 'Ich möchte verstehen, was läuft. Wir müssen zuerst Hypothesen bilden, reflektieren, nicht gleich agieren.' (...)" (vgl. Königswieser/Hillebrand, 2015, S. 45f.) Die systemische Schleife besteht aus mehreren Arbeitsschritten: dem Beobachten und Sammeln von Informationen, dem Bilden bzw. Interpretieren von Hypothesen, dem Planen von Interventionen, dem Intervenieren bzw. der Durchführung und darauffolgenden Auswertung von ausgewählten Handlungsoptionen. In der anschließenden Reflexion kommt es erneut zum Prozessieren der systemischen Schleife. Gleichzeitig enthält jeder Aspekt des Basismodells in sich die Elemente der systemischen Schleife. Beispielsweise enthält der Schritt "Informationen sammeln" ebenso die Schritte der Hypothesenbildung sowie der Intervention (vgl. Königswieser/Hillebrand, 2015, S. 46). Das Setzen von Interventionen entsprechend der systemischen Schleife geschieht dabei nicht unüberlegt oder willkürlich, sondern theoriegeleitet und unterliegt sozialwissenschaftlichen Kriterien im Sinne der qualitativen Sozialforschung (vgl. Krizanits, 2015, S. 30). Die systemische Schleife eignet sich als Basiskonzept sowie Reflexionsmoment für jegliche Art der Fragestellung in der logopädischen Ausbildungssupervision Würzburg. Besonders in den Supervisionsgruppen werden hier sehr viele kreative und wertvolle Hypothesen generiert und ausgewertet werden können.

5.4.5 Metaphern

Da neue Lösungs- und Handlungsoptionen häufig nicht nur rational, sondern auch emotional gefunden werden, trägt die Arbeit mit Metaphern zu einer nachhaltigen, affektiven Rahmung bei. Metaphern sind Wort- oder auch Sprachbilder, die sinnliche, zeitliche sowie organisatorische Ebenen von Erlebnissen sichtbar machen können. Sie gehören wie Bilder oder Mottoziele zu den analogen Interventionsformen. Metaphern lassen sich im Supervisionsprozess auf verschiedenen Interaktionsebenen beobachten, können sich im Supervisionsprozess entwickeln, für diesen stehen und bei der Ausgestaltung wirksam werden. Metaphern nutzen Analogien und rücken Aspekte von Kreativität und Emotionalität in den Blickpunkt, die sich einem ausschließlich rationalen Zugang tendenziell nicht erschließen würden. Metaphern führen zur Abstraktion von der Ausgangsfrage und zur Konkretisierung von Lösungsansätzen. Sie regen neue Denk- und Handlungsoptionen an, fungieren als Rahmen und erzeugen bzw. reduzieren Komplexität im Kontext des Problems. Dabei kann es zu überraschenden und unvermuteten Assoziationen sowie Dissoziationen kommen, die nicht selten eine Prise Humor und Entspannung in das Gespräch bringen. Metaphern für den Supervisionsort könnten beispielsweise das Geburtszimmer, die Kreativwerkstatt, der Leuchtturm, die Ideenbörse etc. sein. Metaphern für veränderte Sichtweisen wären z.B. Perspektivenwechsel, Ideenvielfalt oder Einladung zur Neugier (vgl. Ebbecke-Nohlen, 2015, S. 98f.) Auch die Metaphern sind für alle Settings innerhalb der logopädischen Ausbildungssupervision Würzburg geeignet, können aber in den Gruppen aufgrund der größeren Zeitkontingente ihr Potential vielleicht wirksamer entfalten. Im straff organisierten Studium, das stets kognitive Leistungsprozesse erfordert, kann der Schwenk auf Kreativität und Emotionalität eine ausgleichende Ressource darstellen.

5.4.6 Reflecting Team

Die Methode des Reflecting Team (RT) findet in unterschiedlichen Beratungskonzepten Anwendung. Der Supervisand wählt sich dabei aus einer Gruppe zwei bis vier Personen als Berater aus und trägt dem Reflecting Team seinen Fall vor. Das Vortragen des Falls kann auch im Rahmen eines Gespräches zwischen Supervisor und Supervisand erfolgen (vgl. Gührs/Nowak, 2008, S. 30).

Nach der Darstellung des Problems konkretisieren die Berater durch Informationsfragen das Supervisionsanliegen. Im Anschluss tauscht das

RT seine Wahrnehmungen, seine Deutungen sowie Hypothesen aus. Es kommt im Rahmen einer hilfreichen Konversation zur Diskussion und zum Austausch verschiedener Wirklichkeitskonstruktionen sowie möglicher Lösungs- und Handlungsoptionen. Das RT eröffnet dabei einen Kooperationskontext, indem alle Beteiligten ihre Wahrnehmungen, Perspektiven, Anregungen sowie Lösungsvorschläge gleichberechtigt offenlegen. Das Beratungsanliegen wird dabei aus möglichst vielen Perspektiven beleuchtet und bietet so eine hohe Komplexität für neue Wirklichkeitskonstruktionen an, derer sich der Supervisand quasi bedienen kann (vgl. Schlippe/Schweitzer, 2012, S. 338).

Der Supervisand ist Ohrenzeuge dieses Gesprächs und beschränkt seine Rolle auf das Zuhören. Nachdem das Reflecting Team seinen Austausch beendet hat, reflektiert der Falleinbringer, was für ihn sichtbar geworden ist und welche Veränderungsimpulse für ihn hilfreich sind (vgl. Gührs/Nowak, 2008, S. 30).

Voraussetzung für dieses konfrontative Verfahren sind gemeinsame Feedbackregeln. Der Fallgeber sollte nicht in eine rechtfertigende Haltung verfallen, sondern sich von der Außenperspektive des eigenen Falls inspirieren lassen. Er entscheidet selbst, was aus seiner Sicht sinnvoll und handlungsleitend ist. Der Fallgeber bewertet die Beiträge des Reflecting Team nicht, indem er sie ergänzt oder richtigstellt, sondern er versteht sie als Einladung zum Perspektivenwechsel. Die Diskussion im RT erfolgt wertschätzend und achtsam (z.B. Ich-Botschaften, keine Bewertung, ...) (vgl. Gührs/Nowak, 2008, S. 30). Diese Methode ist in der logopädischen Ausbildungssupervision Würzburg besonders für Supervisionsgruppen geeignet, die sich bereits kennen, die schon über ein gewisses Maß an Vertrauensbildung und auch Erfahrungen verfügen. Diese Methode kann auch in der Einzelsupervision angewendet werden, indem der Supervisand auf verschiedenen Beobachterstühlen Platz nimmt und aus dieser Perspektive heraus selbst über sich Wahrnehmungseindrücke und Hypothesen formuliert (vgl. Schweitzer/Schlippe, 2012, S. 341). Zudem ermöglicht die Methode eine Lernerfahrung, die später im beruflichen Kontext für weitere Entwicklungsprozesse ähnlich stattfinden könnte, was wiederum an den eigenreflexiven Kompetenzen anknüpft. Zusammenfassend erfolgt eine gemeinsame und abschließende Reflexion des Lernsettings sowie der Lernerfahrung.

5.4.7 Kollegiale Beratung

Die kollegiale Beratung als Kommunikationsform bietet Lernprozessen im Kontext von Arbeit gute Ressourcen, da sie dem Fallgeber eine "(...) möglichst breite und variantenreiche Palette an Hypothesen, Perspektiven und Ideen für ein weiteres Vorgehen zur Verfügung (...) [stellt]" (vgl. Schmid et al., 2013, S. 13f.). Die kollegiale Beratung benötigt rahmende Vereinbarungen (z.b. wertschätzende Atmosphäre, Verbindlichkeit, aktive Beteiligung, Bereitschaft zu Offenheit und Authentizität), um in einer Kultur des Vertrauens und der gegenseitigen Wertschätzung einen geschützten Arbeitsraum zu kreieren (vgl. ebd., S. 16).

Die kollegiale Fallberatung beginnt mit einer Rollen- und Zielvereinbarung. Es findet sich ein Fallgeber sowie ca. drei bis vier Berater. Für die Strukturierung des Prozesses sollten ein Moderator sowie ein Zeitwächter bestimmt werden. Diese beiden Rollen können von den Teilnehmern, aber auch vom Supervisor ausgefüllt werden. Der Fallgeber stellt sein Anliegen selbst dar oder lässt sich vom Supervisor zu seinem Anliegen interviewen. Im Anschluss können die Berater Verständnis- und Informationsfragen stellen, um wesentliche Perspektiven des Problems einzukreisen sowie das Ziel der Beratung möglicherweise zu schärfen. Im Anschluss generieren sie vielfältige Hypothesen, die sich auch auf verschiedene Sinneskanäle, wie beispielsweise die akustisch-verbale, visuelle oder auch kinästhetische Ebene, beziehen können (vgl. ebd., S. 15).

Der Fallgeber ordnet und priorisiert im nächsten Schritt die Hypothesen nach ihrer Nützlichkeit. Es folgt eine weitere Sequenz, in der die kollegialen Berater nun Lösungs- und Handlungsoptionen für die ausgewählten Hypothesen generieren. Der Fallgeber hört dabei nur zu und fungiert als Ohrenzeuge. Die Berater legen ihre Wahrnehmungseindrücke und Empfindungen offen, ohne dabei untereinander wie im Reflecting Team zu diskutieren, können sich aber durchaus aufeinander beziehen sowie gegenseitig inspirieren. Der Fallgeber wählt nun diejenigen Lösungs- und Handlungsideen aus, die ihm viabel erscheinen, und gibt seinen Beratern ein Feedback. Zusammenfassend erfolgt eine gemeinsame und abschließende Reflexion des Lernsettings sowie der Lernerfahrung (vgl. Schmid et al, 2013, S. 18).

Kollegiale Beratung bietet professionellem Handeln ein Lernsetting mit Praxistransfer auf der Ebene der Moderation, von Beobachtungs- und Analysefähigkeiten, von Teamfähigkeit und Empathie. "(...) Konkrete Erfahrungen und Wissenshintergründe der Teilnehmer werden ernst genommen und fließen direkt in die Seminarpraxis ein. Die geschilderten konkreten Erfahrungen werden reflektiert und sind Ausgangspunkt von weiterem Lernen. So werden neue Handlungsperspektiven erarbeitet und vorhandene Kompetenzen vertieft (...)" (vgl. ebd., S. 67). Auch dieses Setting eignet sich hervorragend für die Fallsupervisionen in der Gruppe, wenn die Supervisanden schon etwas Erfahrung gesammelt haben.

5.4.8   Die Abstraktionsleiter

Das Modell der Abstraktionsleiter nach Argyris und Isaacs beschreibt "(...) die Genese und die Wirkungsmechanismen der engen rekursiven Verbindung zwischen Wahrnehmung und aufs Handeln bezogener Deutung (...)", um zu erklären, wie sich mentale Modelle bilden (vgl. Krizanits, 2013, S. 35). Die Abstraktionsleiter ist dabei eine Metapher für die Art und Weise, wie Wirklichkeit konstruiert wird. Auf der untersten Sprosse erfolgt das reine Beobachten, das Aufnehmen von Daten und Erfahrungen. Auf der zweiten Sprosse erfolgt eine erste Sichtung der Informationen, bei der bestimmte Daten selektiert werden, denen auf der dritten Sprosse eine Bedeutung zugeschrieben wird. Auf der nächsten Sprosse erfolgt die Zuschreibung von Annahmen, aus denen auf der nächsthöheren Ebene Schlussfolgerungen gezogen werden. Es folgt die Ebene der Überzeugungen. Auf der obersten Sprosse konstituieren sich nun Handlungen, die auf den Überzeugungen beruhen. Zwischen den Leitersprossen liegen rekursive, sich selbst bestätigende Feedbackschleifen, indem Überzeugungen die Auswahl der Daten festlegen und aus Annahmen gezogene Schlussfolgerungen sich in Bedeutungen bestätigen. Mit Hilfe der Abstraktionsleiter kann es gelingen, diese rekursiven Schleifen zu durchbrechen und neu zu konstruieren, indem der Prozess der eigenen Wahrnehmungs- und Deutungskonstitution anhand der Leiter beobachtet und zerlegt wird (vgl. Krizanits, 2013, S. 35f.). Das Modell der Abstraktionsleiter eignet sich besonders für das Einzelsetting in der logopädischen Ausbildungssupervision, um mit der Dekonstruktion einengender, nicht mehr als viabel erlebter Verhaltensweisen ungünstigen Überzeugungen auf die Spur zu kommen:

5.5   Vorgehensweise in der systemischen Supervision

Ausgehend von der gegenwärtigen Realitätskonstruktion entwickeln Supervisor und Supervisand für bestehende Fragen und Probleme alternative Wirklichkeitskonstruktionen im Bewusstsein ihrer Kontingenz. Die Herausforderung liegt in der Komplexität der Aufgabe, gemeinsam Möglichkeiten zu generieren, indem Bewusstsein, sie nie ganz fassen zu können, und in dem Vertrauen darauf, trotzdem zu einer viablen Lösung zu finden (vgl. Buchinger/Klinkhammer, 2007, S. 133). Der Supervisor richtet dabei seine Rolle, seine Haltung, seine Denkprinzipien sowie sein Interventionsrepertoire nach systemischen Kriterien aus, wie sie in den vorherigen Kapiteln beschrieben wurden. Der Supervisand bzw. das supervidierte Team steht mit seinem Anliegen im Mittelpunkt der Supervision. In der Ausbildungssupervision ist es besonders wichtig, die Art und Weise, wie Supervision stattfindet, auch mit den Supervisanden explizit zu besprechen. Nur in der Transparenz kann die Entwicklung größerer, selbstreferentieller Selbstorganisation als selbsttätiger Transformationsprozess wirksam werden (vgl. Gierlinger-Czerny/Peuerböck, 2002, S. 13).

Strukturell betrachtet formiert sich dabei jeder Kontakt in der Ausbildungssupervision in einer dreiteiligen Phase des Ankoppelns oder auch Joinings, des eigentlichen Prozesses (Supervisionsanliegen klären und bearbeiten) sowie eines kurzen, den Verbleib formulierenden Abschlusses.

Das Ankoppeln dient dem Aufbau von Kontakt, Vertrauen und Kooperation. Joining bedeutet dabei "sich verbinden", "sich anschließen", "ankoppeln", "miteinander warm werden", "Kontakt herstellen", "den Klienten dort abholen, wo er steht", "Zugang finden" (vgl. Schwing/Fryszer, 2006, S. 33f.). Der Supervisor möchte dabei einerseits einen gemeinsamen, tragfähigen Kontakt herstellen und andererseits die Leitung für diesen Prozess einnehmen und auch zugesprochen bekommen (vgl. Schweitzer/Schlippe, 2012, S. 225).

Im Zuge eines Perspektivenwechsels werden im Beratungsprozess verschiedene Ebenen beleuchtet, um möglichst viele Aspekte und Informationen über das Supervisionsanliegen sowie die beteiligten Personen zu bekommen (vgl. Ebbecke-Nohlen, 2015, S. 59). Anschließend kommt es zu einem gemeinsamen Supervisionskontrakt, indem Auftrag, Ziele sowie weitere Rahmenbedingungen (z.B. zeitliche Dimension, Art des Settings) festgelegt werden. Es folgt der Supervisionsprozess. Eine Auswertung des Prozesses wird dabei abschließend oder im zirkulären Sinne als Auftakt einer weiteren Beratung vorgenommen, ganz im Sinne der systemischen Schleife (Im Anhang befindet sich zu diesem Thema ein Fragebogen für die Ausbildungssupervision, der im Rahmen dieser Arbeit als Tool entwickelt wurde mit dem Ziel, das "Ankoppeln" im Supervisionsprozess zu erleichtern sowie auf die systemische Arbeitsweise einzustimmen).

5.6 Ambivalenzen systemischer Supervision in der logopädischen Ausbildungssupervision

Die logopädische Ausbildungssupervision dient dem Kompetenzerwerb logopädischer und therapeutischer Expertise. Supervision konzipiert sich dabei nicht auf eigenen Wunsch hin, sondern gilt als verpflichtende Übung im Rahmen der Ausbildung. Gleichzeitig sind die Ausbildungssupervisoren nicht extern, sondern intern und sind nicht nur für die Supervision, sondern auch für den theoretischen Unterricht sowie die Notengebung verantwortlich. An dieser Schnittstelle haben wir es mit mehreren Paradoxien zu tun. Zum einen vollzieht sich Supervision im Kontext von Verpflichtung anstelle von Freiwilligkeit, was Widerstände zur Folge haben kann. Zum anderen widerspricht es dem Selbstverständnis von Supervision, wenn der Supervisor nicht nur die Rolle des Prozessbegleiters, sondern auch die Rolle des Bewerters sowie gegebenenfalls weitere Rollen im Rahmen der Ausbildung einnimmt.

Neumann-Wirsig schreibt, dass "Freiwilligkeit" vielleicht auch als Mythos betrachtet werden könnte, gleichsam als Relikt üblicher Tradition, deren Frage sich gar nicht stellt, da der Kontext von Freiwilligkeit versus Nicht-Freiwilligkeit kein hilfreiches Konstrukt darstellt (vgl. Neumann-Wirsig, 2011, S. 53). Im Kontext der Ausbildungssupervision ist diese Frage zu bejahen, da trotz der Verpflichtung zur Supervision eine grundsätzliche Lernbereitschaft der Studierenden vorausgesetzt werden kann, da sie ja selbst auf die Profession Logopädie hinarbeiten. Es ist also erwartbar, dass die Supervisanden aufgrund ihrer Entscheidung zur logopädischen Ausbildung im Zuge ihres therapeutischen Arbeitens am Patienten Ziele oder Anliegen formulieren können. Es gibt bestimmt immer wieder Lernerfahrungen, die keine Anerkennung finden, jedoch liegt das auch am Beobachter selbst, der in diesem Fall keine Beobachtung machen kann oder möchte und weniger an der Qualität der angebotenen Supervision. Auch umgekehrt vermag der Supervisor kraft seiner Beobachtung vielleicht nicht in jedem Prozess auch das Wirksame zu erkennen (vgl. Palmowski, 2014, S. 39). Das Kompetenzlernen in einer derart anspruchsvollen Ausbildung/Studium ist sehr komplex und diese Komplexität wird zuweilen auch verunsichern und Angst erzeugen. Widerstände als Ausdruck dieser Unsicherheit und Angst zeigen den verständlichen

Versuch, sich selbst zu schützen, indem all das Unberechenbare ausgeblendet wird und ein vertrauter, bewältigbarer Rahmen bestehen bleibt (vgl. ebd., S. 56). Dieses Verhalten ist in Anbetracht der "Ordnungs-Ordnungs-Übergänge", die in selbstorganisierten Systemen durch Veränderungsprozesse einen Zustand von Labilisierung und Chaotisierung von vertrauten Mustern erzeugen, mehr als nachvollziehbar. Zugleich sind Widerstände auch ein guter Indikator für die Balance von Exploitation und Exploration. Umso wichtiger ist einerseits das stabilisierende Fundament einer vertrauensvollen Beziehung, aber auch die Transparenz von Abstimmungsprozessen, die klären, in welchem Kontext und in welchem Rollengefüge Handlungen an der BFS Logopädie Würzburg stattfinden (z.B. Unterricht vs. Ausbildungssupervision) (vgl. Schlippe/Schweitzer, 2012, S. 200).

Unbestreitbar ist die Rollenvielfalt der Lehrenden in der Logopädie eine große Herausforderung, aber auch eine große Ressource, da die Lehre von Theorie und Praxistransfer in einer Hand liegen. Die Supervisoren sind Teil des organisationalen Kontextes. Sie verfügen nicht nur über eine hohe logopädische Expertise im eigenen Theoriefeld, sondern sie kennen auch das Innenleben ausbildungsbezogener Strukturen und Anforderungen, was im Kontext von Supervision viele Prozesse erleichtert, da sie nicht jedes Mal erklärend mitbewältigt werden müssen und der Supervisionsprozess in seinem Kerngeschäft in den Fokus rückt.

Ein weiteres Paradoxon kann darin bestehen, dass sich die Ausbildungssupervision im Kontext von Kontrolle und Autonomie selbstorganisierter Lernprozesse bewegt. Das Einführen eines hierarchischen Kontextes verträgt sich augenscheinlich gar nicht mit systemischer Supervision, in der der Supervisor als Teil des Supervisionssystems mit dem Supervisanden auf Augenhöhe gemeinsam Hypothesen generiert und die Verantwortung für den Prozess dem Supervisanden überlässt. Frei nach der Devise "Vertrauen ist gut, Kontrolle ist besser" ist es dennoch ein berechtigtes Interesse der Institution, dass der Supervisor sicherstellt, dass der Supervisand seine Patienten ordentlich und kompetent behandelt. Simon nennt diese Art der Supervision Führerscheinsupervision, da sie gewährleistet, dass in bestimmten sozialen Kontexten nicht jeder tut, was er will. Sie sorgt dafür, dass bestimmte Verhaltensregeln eingehalten werden, und gibt dadurch auch im inhaltlichen Sinne Halt, da sie definiert, was zu tun ist. Insofern ist es auch falsch, den Eindruck erwecken zu wollen, Kontrolle und Machtgefälle würden innerhalb der Ausbildungssupervision keine Rolle spielen oder es ginge nur um Selbstreflexion, da sich sonst eine doppelbindende Kommunikation entwickelt, die den Supervisanden auf der einen Seite in eine infantile Rolle drängt und auf der anderen Seite von ihm verlangt, so zu tun, als agiere er mit dem Supervisor in einer gleichberechtigten Kooperationsbeziehung (vgl. Simon, 1992, S. 34f.). Im Zuge moderner, systemisch orientierter Bildungskonzepte wird von den Lehrenden "(...) die Selbstlernfähigkeit und die Lernverantwortung des Subjekts (...)" ins Zentrum didaktischer Konzepte sowie bildungspolitischer Empfehlungen gestellt (vgl. Arnold/Arnold-Haecky, 2011, S. 10). In der systemischen Supervision wird ein absichtsarmes, sich zurücknehmendes, ergebnisoffenes Intervenieren postuliert. So sieht sich auch der systemisch arbeitende Supervisor in der logopädischen Ausbildungssupervision doppelbindenden Fallstricken gegenüber, da die Studenten einerseits selbst gerne ein Machtgefälle provozieren, indem sie dem Supervisor eine Elternrolle zusprechen, die im Sinne einer wasserdichten Anleitung genau weiß, was zu tun ist, und somit auch kontrollieren darf. Andererseits möchten sie natürlich selbst in ihrer Autonomie, Kreativität und auch Genialität als gleichberechtigt wahrgenommen werden und handeln. Insofern ist es vermutlich für beide Parteien ratsam, diesen Widersprüchen mit Humor zu begegnen und sie nicht allzu ernst zu nehmen. Simon sieht in der Führerscheinsupervision auch einen Werte-Aspekt, da die Qualität eines Verhaltens konstituiert und bewertet wird. Schließlich kann es im Kontext eines gesellschaftlich definierten und bezahlten Helfer-Verhaltens nicht wahllos oder beliebig sein, was wer mit seinen Patienten anstellt. Auch die Bewertungen im Kontext von Prüfungen sind nützlich und komplexitätsreduzierend, da sie normative Verkehrsregeln kontrollieren, um Kontrolle im Anschluss an die erfolgreich bestandene Prüfung zu erübrigen (vgl. Simon, 1992, S. 35). Wenn es dem Supervisanden gelingt, "(...) den Witz dieser Prozedur zu verstehen (...)", dann wird offenbar, dass es dabei primär um die Sicherung von Spielregeln und nicht um die Person als solche geht. Der Supervisand kann sich im Rahmen der Führerscheinsupervision emanzipieren, indem er "(...) ganz autonom und kontextsensibel so tun [kann,] als ob: Er kann seine Kenntnis der sozial gewünschten Spielregeln demonstrieren und denen, die es als ihre Verantwortung sehen, abweichendes Verhalten zu verhindern, das Vertrauen geben, dass er sich, auch wenn kein Kontrolleur zuschaut, an diese Spielregeln hält. (...) Vertrauen hat [dann] als Mechanismus der Komplexitätsreduktion die Kontrolle ersetzt (...)" (vgl. ebd., S. 37). Dient die Führerscheinsupervision der Fremdkontrolle, so versteht sich die systemische Supervision als Selbstkontrolle des Supervisanden mit dem unmittelbaren Nutzen eines Zugewinns an Selbst-Vertrauen in die eigenen Fähigkeiten.

Unabhängig von diesen Ambivalenzen arbeitet die logopädische Ausbildungssupervision durch die Nutzung der Spiegelglasscheibe per se systemisch. Die Einwegscheibe führt die Unterscheidung der Innen- und Außenperspektive überdeutlich mit ein, indem der Beobachter vom Außen ins Innen blickt. So ist es im Kontext der Einwegscheibe ganz selbstverständlich, von außen etwas anderes zu sehen als das Beratungssystem im Raum. Die Innen-Außen-Entscheidung darf dabei aber nicht mit einer Falsch-richtig-Bedeutung verwechselt werden. Sie belegt lediglich das "Mehr an Sicht". Der Supervisor kann die Interaktionen zwischen Therapeut und Patient nun direkt live beobachten und ist nicht ausschließlich auf die Erzählungen des Supervisanden angewiesen. Er konstruiert sich eine eigene Geschichte und kann seine selbst durchgeführten Beobachtungen im Supervisionsgespräch unmittelbar mit einbringen (vgl. ebd., S. 39). Die Außenperspektive erlaubt dabei mehr Perspektiven als die Innensicht. Der Supervisand konzentriert sich auf seine Handlungen und sieht dabei nicht, was hinter ihm oder neben ihm ist. Der Blick auf sich selbst ist immer nur in eingeschränktem Sinne möglich und man weiß nie, was man gerade nicht sieht. Der Einwegspiegel ermöglicht ungewohnte Perspektiven, er beleuchtet zirkuläre Wechselbeziehungen und offenbart deren nicht beabsichtigte Nebenwirkungen, die bei der Herstellung und Aufrechterhaltung von Problem-Mustern zutage treten. Erst der Schritt zur Seite statt nach vorn ermöglicht den nötigen Abstand der distanzierten Außenperspektive, um zu erkennen. Im Abstand zu eigenen Unterscheidungen, Bewertungen sowie zu Vorannahmen kann der sich selbst bestätigende Regelkreislauf problemerhaltender Muster durchbrochen werden. In der Rolle des Outsiders konfrontiert der Supervisor den Supervisanden "(...) mit den Absurditäten seines Verhaltens und seiner Glaubenssysteme (...)" (vgl. ebd., S. 43). Gelingen kann dies nur, wenn der Supervisor dabei nicht denselben Vorannahmen, Unterscheidungen und Bewertungen folgt wie der Supervisand.

Führerscheinsupervision und systemische Supervision können sich immer wieder vermischen, eine Trennschärfe ist nicht immer garantiert. Simon empfiehlt an dieser Stelle ausdrücklich Humor in jeglicher Form. Lachen ist dabei subversiv und entzieht idealisierenden Vorstellungen den Nährboden, da "(...) es die kritiklose Ehrfurcht vor Verkündigungswahrheiten zerstört (...). Es bietet den besten Schutz gegenüber Unterwerfungsforderungen orthodoxer Glaubenssysteme bzw. ihrer Hohepriester (...) und ermöglicht auch dem narzisstisch Kränkbarsten, sich den Spielregeln hierarchischer Systeme (...) zu unterwerfen, ohne fürchten zu müssen, sich selbst aufzugeben (...)" (vgl. ebd., S. 43).

Simon empfiehlt dem Supervisor, Witz und Humor in dem Sinne zu gebrauchen, dass diese seine hierarchische Kontrollposition möglichst auflösen, denn wenn der Supervisor nicht als Kontrolleur erlebt wird, kann er seine institutionell definierte Aufgabe der Kontrolle am unaufgeregtesten ausführen (vgl. ebd., S. 43).

Zusammenfassend wird klar, dass schon alleine aufgrund der Spiegelscheibe in der logopädischen Ausbildungssupervision gar nicht unsystemisch gearbeitet werden kann.

5.7 Sich selbst einschließende Reflexion als wichtige Ressource systemischer Supervision

Als Lehrende in der Ausbildungssupervision wird berufliches Handeln mit der eigenen Person dargebracht. Im Geiste professioneller Handlungskompetenz kann die Kunst der systemischen Haltung oder auch die Kunst der Intervention nicht wie ein Mantel über die Schulter geworfen werden, sondern sie muss im Brennglas der eigenen Lebenspraxis atmen und wirken. Arnold und Haecky schreiben: "(...) Nur wer in seiner Persönlichkeit die Fähigkeit entwickeln konnte, sich von eigenen Gewissheiten zu lösen und sich überraschender Komplexität zu stellen, der kann auch mit Menschen, für deren Entwicklung er professionell zuständig ist, fördernd umgehen." (Arnold/Arnold-Haecky, 2011, S. 10f.). Diese Fähigkeit erfordert eine selbstreflexive Haltung, wobei die Supervisoren sich selbst im Kontext ihrer Handlungsprofession wertschätzend und kritisch hinterfragen. Dies geschieht, indem sie Irritationen wahrnehmen und die Aufmerksamkeit immer wieder auf sich selbst und die eigne Art des Beobachtens lenken. Dazu gehört die Einsicht, dass im Rahmen kontingenter Wirklichkeitskonstruktionen der eigene momentane Erkenntnisstand nur hypothetisch und nur bis auf Weiteres gültig sein kann, was jeglichem "Rechthaben" eine Absage erteilt (vgl. Siebert, 2011, S. 16). Arnold und Haecky fordern auf, das eigene Echo im Fremden zu erkennen, indem Reflexionsschleifen zwischen der eigenen Wahrnehmung und eigener emotional-kognitiver Reaktionen eingebaut werden, damit redundante Handlungsmuster aufgedeckt sowie neue Deutungs- und Handlungsmuster generiert werden können. Ein vermeintlich schwieriger Supervisand ist aus diesem Blickwinkel nicht einfach nur eine Zumutung, sondern viel eher das subjektive Konstrukt projektiver Erwartungen, das einen Einblick in eigene Glaubenssysteme erlaubt (vgl. Arnold/Arnold-Haecky, 2011, S. 11f.). Die Selbstreflexion hilft dem Supervisor also, die Rekursivität zwischen eigenen Wahrnehmungsprozessen und daraus resultierender Deutungsmuster zu überbrücken, um nicht in die Falle selektiver Wahrnehmung oder sich selbst bestätigender Deutungsmuster zu tappen

Die Selbstreflexion ermöglicht die Kenntnis eigener "Denk- und Fühlprogramme" und erlaubt auf diese Weise "neutralere" Beobachtungsprozesse in Distanz zu eigenen Reaktionen und Verhaltensweisen (vgl. ebd., 2011, S. 12).

Insofern konstituiert sich die sich selbst einschließende Reflexion als Indikator für eigene Lern- und Entwicklungsprozesse im Anspruch einer professionellen systemischen Supervisionspraxis.

5.8 Systemische Supervision aus der Perspektive Lernender

Die systemische Supervisionspraxis erkennt den Supervisanden in seinem Bestreben nach Autonomie an und verzichtet auf die häufig übliche Rat-Schlag-Mentalität. Sie nimmt den Lernenden in seiner Einmaligkeit, Wirklichkeit zu konstruieren und sinnhafte Lösungen zu finden, ernst. Dadurch kann sich der Lernende möglicherweise besonders angenommen fühlen und im Vertrauen auf seine Möglichkeiten über sich hinauswachsen und zu genialen, kreativen Einfällen kommen.

Systemische Supervision überträgt dem Supervisanden die Verantwortlichkeit für eigene Lernprozesse und trägt so maßgeblich zu einem professionellen Kompetenzportfolio für die spätere Berufspraxis bei. In der Anregung zu Selbstorganisation und Selbstverwirklichung in sich wandelnden Zeiten findet der Supervisand eine hilfreiche Unterstützung, um sich im späteren Berufsleben zu positionieren, weiterzuentwickeln und Bestand zu haben.

In einem Kontrakt gleichberechtigter Kooperation konzipiert sich eine erhöhte Veränderungsbereitschaft und eine gute Motivation für Veränderungsprozesse. Da die systemische Supervision Strukturen und Wirkungsgefüge anstelle persönlicher Eigenschaften in den Blick nimmt, lassen sich Musterunterbrechungen leichter verarbeiten. Der Supervisand handelt selbstbestimmt und entscheidet auch selbst, welche Irritationen sein Veränderungslernen bestimmen und welche Aspekte sich in neuen Deutungs- und Handlungsoptionen ausdrücken. Auf diese Weise fühlt er sich nicht nur besonders gesehen, sondern auch inspiriert.

Systemische Supervision erhöht die Eigenreflexivität und bewirkt so Stabilität und Vertrauen in die eigenen beruflichen Fähigkeiten.

Dieser kleine Einblick in die Perspektive Lernender macht klar, dass eine systemisch ausgerichtete Supervision eine profitable Angelegenheit sein könnte.

6 Schlussfolgerungen und Ausblick

6.1 Ressourcen systemischer Supervision in der logopädischen Ausbildungssupervision

In der Postmoderne wird die Systemtheorie als theoretischer Bezugs-rahmen mittlerweile von vielen Wissenschaftsdisziplinen (z.b. Soziale Arbeit, Medizin, Logopädie) genutzt. Die Anwendung kybernetisch-systemtheoretischer Überlegungen auf bestimmte Forschungsfragen weckt bei den Wissenschaftlern die Hoffnung auf neue Antworten, die durch kausalanalytische sowie simplifizierende Denk- und Forschungs-ansätze nicht in ausreichendem Maße möglich sind (vgl. Wirth, 2005, S. 105).

Dabei ist die Erwartung impulsgebend, dass die selbstreferentielle Sys-tem-/Umwelttheorie für strukturell ambivalente Problematiken im heuristi-schen Sinne eine nützliche Theorie ist, um in den instabilen wie auch komplexen Systemlagen der Logopädie in Zeiten des Wandels nicht die Orientierung zu verlieren. Da die logopädische Ausbildungssupervision als kommunikations-zentrierter Prozess begriffen werden kann, "(...) ist eine differenzgeleitete selbstbeobachtungsfähige, kommunikationsbe-obachtende Theorie das Mittel der Wahl (...)" im Kontext professionellen Kompetenzerwerbs (vgl. ebd., S. 105).

In der systemisch ausgerichteten Ausbildungssupervision bietet das The-orem der Selbstorganisation zunächst einen reflexiven Lern- und Ent-wicklungsprozess zur Entwicklung und Entfaltung selbstorganisierter Fähigkeiten und Ressourcen. Im Geiste der Autonomisierung erfolgt all-mählich die Umstellung von fremdreferentiell zu selbstreferentiell, indem sich die Ausbildungssupervision schrittweise zum Ende der Ausbildung hin überflüssig macht.

Die Systemtheorie bietet Unterstützung und Verständnis im Umgang mit komplexen, selbstorganisierten Systemen, was nicht nur in der Ausbil-dungssupervision, sondern auch später im Praxisalltag im Umgang mit Patienten und berufsbezogenen Organisationen (z.B. Kliniken, Arztpra-xen) ein äußerst hilfreiches Instrument darstellt.

In Anbetracht des sich ändernden Berufsbildes sowie im Kontext schnell-lebiger gesellschaftlicher Veränderungsprozesse kann die Anregung zu

© Springer Fachmedien Wiesbaden GmbH, ein Teil von Springer Nature 2018
S. D. Kröckel, *Aspekte systemischer Supervision in der Lehrlogopädie*,
Best of Therapie, https://doi.org/10.1007/978-3-658-21809-6_6

einer selbstorganisierten und auch selbstverwirklichenden Arbeitsweise, wie sie systemische Denkansätze ermöglichen, ein wichtiges Konzept sein, um sich selbsterhaltend im Sinne einer alltagstauglichen Flexibilität zu positionieren.

Auch die Professionalisierung der Logopädie vom Assistenzberuf zu einer akademischen Profession im Kontext einer eigenen Identitätsfindung weist einen hohen Komplexitätsgrad auf, der im Theorem systemisch-konstruktivistischer Paradigmen leichter abzubilden und zu bewältigen ist.

Die in der Logopädie üblichen multiperspektivischen sowie methodenpluralen Denk- und Therapieansätze erfahren im Konstrukt der Systemtheorie ihre theoriegeleitete Begründung.

Auch der in der Logopädie bereits weit verbreitete Ansatz der ICF basiert mit dem biopsychosozialen Krankheitsmodell auf dem Konstrukt systemtheoretischer Überlegungen, die verschiedene Systemebenen von Gesundheit im Kontext eines dynamischen, mehrdimensionalen Geschehens definieren, in der Gesundheit in jeder Sekunde des Lebens geschaffen wird (vgl. Egger, 2005, S. 3). Was liegt da für die logopädische Ausbildungssupervision näher, als gleichermaßen auf systemtheoretische Bezugstheorien zurückzugreifen, die bereits im Rahmen der ICF bei der Behandlungsplanung von Patienten Anwendung finden. Dazu gesellt sich die konstruktivistisch orientierte und in der Logopädie Kraft des Lehrplans bereits seit Jahren verbreitete Kommunikationstheorie nach Watzlawick.

Die Systemtheorie ermöglicht "(...) das Andocken an universalere bzw. unterdeterminierte Modelle, dass im ganz praktischen, alltäglichen, professionellen Helfen Brücken und Verbindungen zwischen Systemlogiken, methodischen Schulen, Hilfe-Modellen und Hilfe- Kontexten situativ und reflektiert von den Helfern selbst ausgestaltet werden können (...)" (vgl. Wirth, 2005, S. 105).

Das Wissen um Vorgänge und Prozesse auf der Entstehungsebene der Systeme (Wahrnehmung, Beobachtung, Kommunikation) wird laut Wirth "(...) das professionelle Helfen [wie es ja auch in de Logopädie stattfindet] von der Kenntnis spezialisierter Methoden und Handlungsfelder und von teils langwierigen Zusatzausbildungen unabhängiger und effizienter machen" (vgl. ebd., S. 52).

Die vielfältigen kontextualen Wirkungsgefüge (z.B. Institutionskontext, Überweisungskontext), das Anwachsen von Qualifikationen innerhalb der

Lehre sowie der Ausbildungssupervision, das Anwenden von Wissenschaftstheorien etc. erfordern permanent flexible Abstimmungsprozesse und fordern das Auftreten von Ambivalenzen und Widersprüchen geradezu heraus. Systemisches Arbeiten "(...) bietet eine Sensibilität und Akzeptanz von widersprüchlichen, paradoxen oder ambivalenten Situationen (...)", auf die nicht verzichtet werden sollte (vgl. Wirth, 2005, S. III). Systemtheoretisches Arbeiten legitimiert sich in der Ambivalenzreflexion und bietet Halt im Umgang mit widersprüchlichen Situationen sowie in der Bereitstellung von Methoden und Haltungen zum anregenden Aushalten (vgl. Wirth, 2005, S. III).

Die systemische Sichtweise wirkt nicht nur im Umgang mit sich schneller verändernden Strukturen komplexitätsreduzierend, sondern verhindert auch eine Fokussierung auf Probleme, da sie sich an Lösungen orientiert (vgl. Schibli/Supersaxo, 2009, S. 126).

Die wesentliche Annahme des Konstruktivismus, dass es kein objektives Wissen gibt, schafft eine gute Voraussetzung für dialogische Prozesse sowie kooperatives Handeln, wie es in der Ausbildungssupervision erforderlich ist (vgl. ebd., S. 126).

Neumann-Wirsig hält das Label "systemisch" heute für Supervision unverzichtbar und bezieht sich in dieser Aussage auf eine Umfrage zu den Anforderungen an Supervision, in der 90 % der Befragten es für unabdingbar hielten, dass Supervisoren auch systemisch arbeiten können (vgl. Neumann-Wirsig, S. 23). Dies entspricht auch dem Markt der Logopädie, in dem sich schon lange systemische Konzepte etablieren, wenn auch häufig noch ohne entsprechende wissenschaftliche Fundierung (vgl. ebd., S. 23).

„Die Entwicklung der Systemtheorie gehört zu den Jokern der interdisziplinären und vor allem transdisziplinären Diskussion in den Wissenschaften dieses Jahrhunderts. Kaum hat sie sich in der Durchführung ihrer Möglichkeiten in der einen Disziplin erschöpft, taucht sie in einer anderen wieder auf. Sie ist immer wieder für einen überraschenden, vielversprechenden und befreienden Anfang gut, verliert jedoch an Überzeugungskraft, sobald sie für die einzige mögliche gehalten wird. [...] Der Joker ist das Prinzip der Nichtlinearität" (vgl. Baecker, 2002, 83).

Im Kontext dieser Ausführungen kann die Ausgangsfrage, ob systemisch ausgerichtete Supervision einen geeigneten theoriegeleiteten Denkrahmen für die Handlungsorientierung in der logopädischen Ausbildungssupervision bieten könnte, eindeutig mit Ja beantwortet werden.

Das systemische Arbeiten in der logopädischen Ausbildungssupervision wird im Zuge moderner Bildungstheorien aufgrund des Selbstwirksamkeitserlebens zur besonderen Ressource einer auch auf dem Arbeitsmarkt tragfähig entwickelten Profession. Wie das theoriegeleitet sowie handlungsorientierend geschehen kann, ist im fünften Kapitel umfassend dargestellt.

6.2 Kritik

Ebert bezeichnet die systemtheoretische Basierung aktueller Konzepte in der systemischen Supervisionsliteratur noch als unzureichend, da sie meist "(...) auf dem Niveau der Analogienbildung bzw. schlecht durchreflektierter Metaphorik (...)" verweilen würde. Bei Praxisbeispielen und Fallstudien vermisse er eine grundlegend "(...) fundierte und reflektierte Anwendung systemischer Konzeptualisierungen und Interventionsstrategien (...)", die sich seiner Meinung nach noch oftmals auf einem "(...) oberflächlichen und plakativen Niveau (...)" bewegen würden (vgl. Ebert, 2001, S. 389).

Die Wissenschaft im Gegenstandsbereich der systemischen Supervision sieht Ebert noch in ihren allerersten Anfängen. Damit schließt er sich der Meinung von Petzold an, der im Rahmen einer Bestandsaufnahme der Deutschen Gesellschaft für Supervision zu der Meinung kommt, die Supervisionsforschung stecke noch in den Kinderschuhen (vgl. ebd., S. 389).

Trotz aller Kritik seien u.a. die Konzeptualisierungen, die sich auf die Theorie autopoietischer Systeme sowie den radikalen Konstruktivismus beziehen, am weitesten entwickelt. Ebert fordert für die systemische Supervision ein theoretisch fundiertes, konnektivistisches, methodenplurales Supervisionskonzept (vgl. Ebert, 2001, S. 390).

Derzeit lasse sich noch nicht ausreichend beantworten, in welchem Ausmaß und in welcher Intensität in der Realität von Supervisionspraxis systemorientiertes Arbeiten möglich sei. Aktuell liegen noch keine umfassenden empirischen Studien vor, die Wirkweise, Wirkfaktoren sowie Effizienz systemischer Supervision belegen (vgl. ebd., S. 389).

Die Zauberworte "Systemtheorie" und "systemisch" haben einen festen Platz in der Supervisionsliteratur eingenommen, ohne ein ausreichendes Interesse an einer spezialisierten Theoriebildung zu zeigen. Die meisten Konzeptualisierungen beziehen sich auf systemtheoretische und konstruktivistische Ansätze, übertragen diese aber recht frei und wenig theoriegeleitet auf ihren Gegenstandsbereich (vgl. ebd., S. 391).

Laut Ebert ist die Systemtheorie Luhmanns dabei als "theoretisches Konstrukt" und als "Kunstsprache" zwar anregend für das Verständnis von Supervision, in "ihrer Künstlichkeit" jedoch nicht praxisorientiert. Die Theorien Varelas und Maturanas seien in der Übertragung auf psychische und soziale Systeme widersprüchlich, da die konstruktivistische Perspektive in der Festlegung eines Beobachtungsfokus bereits selbst Beschränkungen und Ausschließungen vornimmt (vgl. ebd., S. 392).

Ebert drückt seine Vorbehalte gegenüber dem Transfer systemischer Theorien und Konzepte auf den Gegenstandsbereich Supervision folgendermaßen aus:

„(...) Generell kann von Kybernetikern nicht die Erklärung menschlicher Beziehungen erwartet werden, von einer abstrakten und funktionalistischen Systemtheorie können keine Handlungs- und Interventionsstrategien für sehr konkrete Anwendungsfragen in der supervisorischen Praxis abgeleitet werden und eine biologische Theorie (Theorie autopoietischer Systeme) kann Kulturphänomene in Teams und Organisationen nicht erläutern (...)." (Ebert, 2001, S. 392)

Dies erfordert in erster Linie eine kritische Reflexion systemischer Supervisionskonzepte sowie Evaluationsstudien im Dienste der Weiterentwicklung. Diesem "wilden Eklektizismus" könne man im Rahmen einer "guten Überschau", "systematischer Suchbewegungen" sowie fortlaufender Theoriearbeit begegnen, die den Anspruch eines hinlänglichen Theorie-Praxis-Bezugs erfüllt (vgl. ebd., S. 392f.).

In diesem Sinne entspringt diese Arbeit zur systemischen Supervision zwar dem gegenwärtigen Zeitgeist, bedient aber auch den von Ebert geforderten reflexiven sowie theoriegeleiteten Anspruch.

6.3 Ausblick

Die vorliegende Arbeit befasst sich überwiegend damit, was systemische Supervision ausmacht und wie sich diese im Kontext der logopädischen Ausbildungssupervision konstituieren könnte. Im Rahmen einer weiteren Forschungsarbeit könnte das systemische Arbeiten in der Ausbildungssupervision weiterführend konkretisiert und anschaulich anhand von Praxisbeispielen erforscht werden. Dabei könnten konkrete Tools entwickelt werden, die das Irritationslernen der Supervisanden im Kontext logopädischer Ausbildungssupervision in besonderem Maße anregen.

Die Arbeit wirft in Bezug auf die Architektur von Beratungsprozessen innerhalb der logopädischen Ausbildungssupervision interessante Fragen auf, da diese ja grundsätzlich anders ablaufen als in einer freien Supervisionspraxis. Insofern könnte sich eine weitere Arbeit mit der Entwicklung eines maßgeschneiderten Konzepts für das Supervisionsgespräch in der logopädischen Ausbildungssupervision befassen. Gerade für die Logopädie ist auch die Frage äußerst spannend, wie sich eine systemische Sprache im Kontext der logopädischen Ausbildungssupervision entwickeln und verwirklichen ließe.

Weiterführend wäre es sehr hilfreich, einen systemisch orientierten Fragenkatalog für die logopädische Ausbildungssupervision zu entwickeln, der die Ansprüche der unterschiedlichen Supervisionssettings berücksichtigt. Welche Supervisionskonzepte sich im methodenpluralen Kontext der logopädischen Ausbildungssupervision etablieren könnten, wäre ebenfalls ein inspirierendes Thema.

Eine attraktive Forschungsfrage ist auch in der Entwicklung eines Ausbildungskonzeptes zu sehen, das das Konzept der systemischen Ausbildungssupervision in der Logopädie mit Konzepten des Kompetenzlernens verbindet.

6.4 Zusammenfassung und Empfehlung

Im Wissenschaftsparadigma einer systemischen Denkweise kann es keine abschließenden, vollständigen Folgerungen geben (vgl. Schibli/ Supersaxo, 2009, S. 127).

Literaturverzeichnis

ARNOLD, Rolf / ARNOLD-HAECKY, Beatrice (2011): Der Eid des Sisyphos. Eine Einführung in die Systemische Pädagogik Band 1. 2. Aufl. Hohengehren: Schneider

BAECKER, Dirk (2002): Wozu Systeme? Berlin: Kadmos

BALS, Thomas (2011): Gewinnung neuer Kompetenzprofile für die Berufe des Gesundheitswesens. In: Robert Bosch Stiftung. Ausbildung für die Gesundheitsberufe von morgen, S. 68-75. Stuttgart: Schattauer

BARTHELMESS, Manuel (2016): Die systemische Haltung. Was systemisches Arbeiten im Kern ausmacht. Göttingen: Vandenhoeck&Ruprecht

BELARDI, Nando (2015): Supervision für helfende Berufe. 3. Aufl. Freiburg im Breisgau: Lambertus

BERGHAUS, Margot (2011): Luhmann leicht gemacht. 3. Aufl. Köln, Weimar, Wien: Böhlau

BUCHINGER, Kurt / KLINKHAMMER, Monika (2007): Beratungskompetenz. Supervision, Coaching, Organisationsberatung. Stuttgart: Kohlhammer

CLAUSEN SÖHNGEN, Mechthild (2012): Logopädische Ausbildungssupervision, unveröffentlichtes Manuskript

DE SHAZER, Steve / DOLAN, Yvonne (2008): Mehr als ein Wunder. Lösungsfokussierte Kurztherapie heute. Heidelberg: Carl-Auer

Deutsche Gesellschaft für Supervision (2012): Supervision: Ein Beitrag zur Qualifizierung beruflicher Arbeit. 8. Aufl. Köln: Zimmermann Druck + Medien GmbH abrufbar: http://www.dgsv.de/wp-content/uploads/2011/12/grund lagenbroschuere_ 2012.pdf - letzter Zugriff am 17.03.2017 um 11:52

Deutscher Bundesverband für Logopädie – dbl (1998): Berufsleitlinien. Frechen, Duisburg: Basisdruck

EBBECKE-NOHLEN, Andrea (2015): Einführung in die systemische Supervision. 3. Aufl. Heidelberg: Carl-Auer

EBERT, Wolfgang (2001): Systemtheorien in der Supervision. Bestandsaufnahme und Perspektiven. Opladen: Leske+Budrich

EGGER, Josef (2005): Das biopsychosoziale Krankheitsmodell. Grundzüge eines wissenschaftlich begründeten ganzheitlichen Verständnisses von Krankheit. In: Psychologische Medizin. 16 Jahrgang 2005, Nummer 2. Abrufbar: http://www.bpsmed.net/_data/doc/literature/1Egger_bpsMod05.pdf – letzter Zugriff am 17.03.2017 um 11:50

GEIßLER, Karlheinz / HEGE, Marianne (1988): Konzepte sozialpädagogischen Handelns. Ein Leitfaden für soziale Berufe. 4. Aufl. Weinheim und Basel: Beltz

© Springer Fachmedien Wiesbaden GmbH, ein Teil von Springer Nature 2018
S. D. Kröckel, *Aspekte systemischer Supervision in der Lehrlogopädie*,
Best of Therapie, https://doi.org/10.1007/978-3-658-21809-6

GIERLINGER-CZERNY, Elisabeth / PEUERBÖCK, Ulrike (2002): Auf dem Weg zur Selbstorganisation. Eine Ermutigung neue Unterrichtswege zu beschreiben. Hamburg: Lit

GRÖTZBACH, Holger / IVEN, Claudia (2009): ICF in der Sprachtherapie. Umsetzung und Anwendung in der logopädischen Praxis. Idstein: Schulz-Kirchner

GROHNFELDT, Manfred (2013): 100 Jahre Logopädie. Die Logopädie im Kontext der sprachtherapeutischen Briefe in Deutschland. In: Forum Logopädie. Heft 5 (27) September 2013

GROHNFELDT, Manfred (2016): Kompendium der akademischen Sprachtherapie und Logopädie. Band 1 Sprachtherapeutische Handlungskompetenzen. Suttgart: Kohlhammer

GÜHRS, Manfred / NOWAK, Klaus (2008): Trainingshandbuch zur konstruktiven Gesprächsführung. 2. Aufl. Meezen: Limmer

HEUSCHNEIDER, Stefani et al. (2000): Lehrpläne für die Berufsfachschule für Logopädie. Bayrisches Staatsministerium für Unterricht und Kultus. Abrufbar: https://www.isb.bayern.de/download/11776/lp_bfs_logopaedie_01.08. 2000.pdf - letzter Zugriff am 18.03.2017 um 22:18

KÖNIGSWIESER, Roswita / HILLEBRAND, Martin (2015): Einführung in die systemische Organisationsberatung. 8. Aufl. Heidelberg: Carl-Auer

KRIZANITS, Joana (2015): Einführung in die Methoden der systemischen Organisationsberatung. 2. Aufl. Heidelberg: Carl-Auer

Krizanits, Joana (2013): Systemische Fragetechniken. Studienbrief im Rahmen des Fernstudiengangs Systemische Beratung. TU Kaiserslautern, unveröffentliches Manuskript

KRÜGER, Antje et al. (2014): Position des BDSL zur klinisch-praktischen Kompetenzentwicklung in der Logopädie. Bremen: BDSL

LUHMANN, Niklas (2015): Soziale Systeme. Grundriß einer allgemeinen Theorie. 16. Aufl. Frankfurt am Main: Suhrkamp

MERTENS, Wolfgang / HAMBURGER, Andreas (2017): Supervision-Konzepte und Anwendungen. Band 1 Supervision in der Praxis – ein Überblick. Stuttgart: Kohlhammer

NEUMANN-WIRSIG, Heidi / KERSTING, Heinz (1992): Supervision. Konstruktion von Wirklichkeiten. Schriften zur Supervision Band 3. Aachen: IBS

NEUMANN-WIRSIG, Heidi / KERSTING, Heinz (1993): Systemische Supervision oder Till Eulenspiegels Narreteien. Schriften zur Supervision Band 4. Aachen: IBS

NEUMANN-WIRSIG, Heidi (2011): Jedes Mal anders: 50 Supervisionsgeschichten und viele Möglichkeiten. Heidelberg: Carl-Auer

PALMOWSKI, Winfried (2014): Systemische Beratung. 2. Aufl. Stuttgart: Kohlhammer

PATRZEK, Andreas (2017): Systemisches Fragen. Professionelle Fragetechnik für Führungskräfte, Berater und Coaches. 2. Aufl. Wiesbaden: Springer Gabler

RADATZ, Sonja (2015): Beratung ohne Ratschlag. Systemisches Coaching für Führungskräfte und BeraterInnen. 9. Aufl. Wolkersdorf: literatur-vsm

RAPPE-GIESEKE, Kornelia (2009): Supervision für Gruppen und Teams. 4. Aufl. Heidelberg: Springer

RAUSCH, Monika et al. (2014): Kompetenzprofil für die Logopädie. Deutscher Bundesverband für Logopädie e.V. (dbl)

SCHIBLI, Silvia / SUPERSAXO, Katja (2009): Einführung in die Supervision. Bern: Haupt

SCHIFFNER, Brigitte (2011): Einladung zur Systemischen Supervision. Kassel: University Press

SCHMID, Bernd / VEITH, Thorsten / WEIDNER, Ingeborg (2013): Einführung in die kollegiale Beratung. 2. Aufl. Heidelberg: Carl-Auer

SCHREYÖGG, Astrid (2013): Coaching und/oder Supervision. In: Organisations-beratung, Supervision, Coaching 2/2013

SCHWING, Rainer / FRYSZER, Andres (2006): Systemisches Handwerk. Werk-zeug für die Praxis. Göttingen: Vandenhoeck&Ruprecht

SIEBERT, Horst (2007): Selbsteinschätzende Reflexion als pädagogische Kom-petenz. In: ARNOLD, Rolf (Hrsg.) (2011): Veränderung durch Selbstverän-derung: Impulse für das Changemanagement. Hohengehren: Schneider

SIEGMÜLLER, Julia / PAHN, Claudia (2009): Akademisierung ist mehr als Lehre. In: Forum Logopädie. Heft 2 (23) März 2009, S. 32ff

SIMON, Fritz (1992): Hinter dem Eulenspiegel – Warum Supervision ohne Humor witzlos ist. In: NEUMANN-WIRSIG, Heidi / KERSTING, Heinz (1993). Sys-temische Supervision oder Till Eulenspiegels Narreteien. Schriften zur Su-pervision Band 4. Aachen: IBS

THIEL, Bernhard, 2013: Erfahrungswerte mit Supervision. Gesundheitsförderung bei Lehrkräften durch berufliche Professionalisierung. Hamburg: Dr. Kovac

TOMM, Karl (2009): Die Fragen des Beobachters. Schritte zu einer Kybernetik zweiter Ordnung in der systemischen Therapie. 5. Aufl. Heidelberg: Carl-Auer

VON FOERSTER, Heinz / PÖRKSEN, Bernhard (2016): Wahrheit ist die Erfin-dung eines Lügners. Gespräche für Skeptiker. 11. Aufl. Heidelberg: Carl-Auer

VON SCHLIPPE, Arist / SCHWEITZER, Jochen (2010): Systemische Interventio-nen. 2. Aufl. Göttingen: Vandenhoeck & Ruprecht

VON SCHLIPPE, Arist / SCHWEITZER, Jochen (2012): Lehrbuch der systemi-schen Therapie und Beratung I. Das Grundlagenwissen. Göttingen: Vandenhoeck & Ruprecht

WIRTH, Jan Volker (2005): Helfen in der Moderne und Postmoderne. Fragmente einer Topographie des Helfens. Heidelberg: Carl-Auer

http://www.berufsfachschule-logopaedie.de – letzter Zugriff am 23.02.2017 um 14:34

http://www.berufsfachschule-logopaedie.de/ueber-uns/leitbild – letzter Zugriff am 04.03.2017 um 14:21

http://www.caritas-schulen.de/index.html – letzter Zugriff am 24.02.2017 um 11:38

https://www.dbl-ev.de/service/meldungen/einzelansicht/article/definition-der-logopaedie-ergebnis-einer-internationalen-zusammenarbeit-auf-cplol-ebene.html?L=0&cHash=b77d913a0bd3a05455e5228448647d63 – letzter Zugriff am 19.02.2017 um 14:13

http://www.dbl-ev.de/service/meldungen/einzelansicht/article/dbl-fordert-zuegige-akademisierung-der-logopaedieausbildung.html – letzter Zugriff am 19.02.2017 um 17:51

http://www.dbs-ev.de/fileadmin/dokumente/News/GRUNDSATZPAPIER_dbl_dbs_Finale_Version_Klinisch_praktische_Kompetenzen.pdf – letzter Zugriff am 22.02.2017 um 12.41

https://www.dbl-ev.de/der-dbl/qualitaetsmanagement/qualitaetssicherung-in-der-ausbildung/lehrlogopaedin-dbl-lehrende-dbl.html – letzter Zugriff am 22.02.2017 um 16.12

https://www.dbl-ev.de/fileadmin/Inhalte/Dokumente/der_dbl/QM/201501_Antrag_Zertifizieru ng_Lehrlogopaedin__dbl__Mitglieder_und_Nichtmitglieder.pdf – letzter Zugriff am 26.02.2017 um 15.04

https://www.dqr.de/media/content/DQR_Handbuch_01_08_2013.pdf-Handbuch __M 3_.pdf – letzter Zugriff am 26.02.2017 um 13:13

https://www.gesetze-im-internet.de/logapro/BJNR018920980.html – letzter Zugriff am 23.02.2017 um 15:32

https://www.isb.bayern.de/download/11776/lp_bfs_logopaedie_01.08.2000.pdfhtt p://www.berufsfachschule-logopaedie.de – letzter Zugriff am 23.02.2017 um 15:34

http://www.rwth-aachen.de/cms/root/Studium/Vor-dem-Studium/Studiengaenge/ Liste-Aktuelle-Studiengaenge/Studiengangbeschreibung/~bkgo/Lehr-und-Forschungslogopaedie-M-Sc-/ – letzter Zugriff am 19.02.2017 um 16:35

https://www.uni-wuerzburg.de/fuer/studierende/angebot/faecher/logopaedie/ – letzter Zugriff am 24.02.2017 um 12:16

https://www2.uni-wuerzburg.de/mhb/MHB1-de-82-h40-H-2014.pdf – letzter Zugriff am 24.02.2017 um 21:56

Anhang

Kompetenzmodell der BFS Logopädie Würzburg:

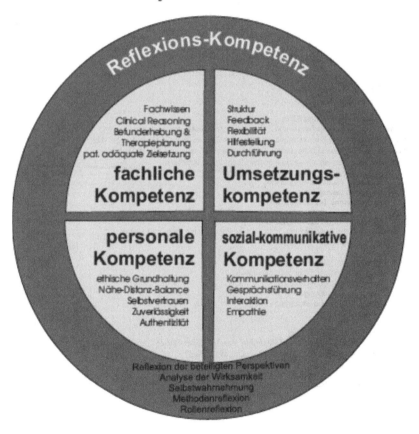

Quelle: BFS Logopädie Würzburg

© Springer Fachmedien Wiesbaden GmbH, ein Teil von Springer Nature 2018
S. D. Kröckel, *Aspekte systemischer Supervision in der Lehrlogopädie*,
Best of Therapie, https://doi.org/10.1007/978-3-658-21809-6

Ausformulierte Kompetenzen des Kompetenzmodells BFS Logopädie Würzburg, Quelle
BFS Logopädie Würzburg:

Ausbildungssupervisions-Konzept

Fachliche Kompetenz

... erfordert den Erwerb von Einsichten, Fähigkeiten und Fertigkeiten, um
Konzepte und Methoden situationsangemessen anzuwenden.

Fachwissen
... beruht auf dem Erkennen fachspezifischer Fragestellungen, dem Erfassen von
theoretischen Sachverhalten mit der Fähigkeit zur zielgerichteten Lösung sowie die
Herstellung fachübergreifender Verknüpfung.

* Verwendung von Fachtermini
* Fachspezifisches Wissen
* Therapieplanung

Clinical reasoning (ICF und EBP)
... beschreibt Denk-, Handlungs- und Entscheidungsprozesse, die fachliches Wissen,
Informationsaufnahme und -verarbeitung sowie das Denken über die aktuelle Lage, das
Problem des Patienten und die daraus abzuleitenden Maßnahmen und das Nachdenken
über das eigene Handeln sowie die kritische Überprüfung umfassen.

* Blick über die Erkrankung hinaus
* Lebensweltbezug
* Angemessene Therapieplanung

Befunderhebung und Therapieplanung
... ist die schriftliche Ausarbeitung der individuell angepassten Planung für einen
festgelegten, begrenzten Zeitraum.

* Beachten der SMART-Regeln
* Kenntnis gängiger Diagnostikmaterialien
* Schriftliche Dokumentation
* Fachliche Darstellung
* Angemessene und begründete Wahl
* Aktenführung

Patientenadäquate Zielsetzung
... erfolgt mit dem fachlichen Hintergrund unter Beachtung subjektiver Wünsche des
betreffenden Menschens und dessen Lebensumwelt (Umfeld?).

* Beachtung der Einzigartigkeit jedes Patienten
* Angemessene Schwerpunktsetzung
* Gestaltung der Anforderungen auf Patienten abgestimmt

Ausbildungssupervisions-Konzept

Umsetzungskompetenz

...meint die Fähigkeit, fachliches Wissen umzusetzen und anzupassen. Dies umfasst, Informationen einzuholen und zu verarbeiten und darauf aufbauend, Entscheidungen zu treffen, Prioritäten zu setzen und Probleme gezielt und systematisch zu bearbeiten.

Struktur
... ist der Rahmen, in dem zielorientiertes Arbeiten ermöglicht wird.

* Rahmenbedingungen durch die Gestaltung von Ein-, Ausstiegen sowie Übergängen oder auch die Anleitung und Auswertung von Sequenzen
* Zeitmanagement im Übungs- und Stundenverlauf
* Auswahl, Dauer und Gewichtung der einzelnen Übungsbereiche

Durchführung
... bezeichnet die methodisch-didaktische Umsetzung der theoretischen Inhalte.

* Modellverhalten
* Anleitung
* Material
* Gestaltung des Settings
* Führungsstil
* Focussetzung

Flexibilität
... meint die Fähigkeit zur kurzfristigen und begründeten Anpassung von Inhalten im Ablauf.

* Eingehen auf aktuelle Befindlichkeiten
* Veränderung der Inhalte in Bezug auf den aktuellen Stand

Hilfestellungen
... sind didaktische Mittel, die individuell und gezielt eingesetzt werden.

* Konkrete Überlegungen zur Bewältigung von Lernzielen bzw. Aufgaben
* Hierarchischer Aufbau von Hilfen bis hin zum Selbsthilfeprinzip
* Therapeutische Hausaufgaben

Feedback
... meint die Rückmeldung relevanter Kompetenzen bzw. ziel- oder prozessorientierter Aspekte

* Kenntnis verschiedener Feedback-Arten (direkt, indirekt, Skalen,..., Reflexion, Diskussion)
* Umsetzung von Feedback-Regeln

Ausbildungssupervisions-Konzept

Sozial-kommunikative Kompetenz

... meint die Fähigkeit in allen sozialen Situationen konstruktiv, effektiv
und bewusst zu kommunizieren.

Kommunikationsverhalten (verbal / nonverbal)
... beschreibt die Art und Weise, wie Gedanken, Vorstellungen und Meinungen ausgetauscht
werden.

- Verbal: Formulierungen, Artikulation, Sprechtempo, Stimmverhalten etc.
- Nonverbal: Mimik, Gestik, Blickkontakt, Körpersprache

Gesprächsführung
...gelingt, wenn sie auf Kenntnis, Auswahl und zielorientiertem Einsatz wirksamer Techniken
basiert, wie z.B.

- Aktives Zuhören
- Fragetechniken u.a. offene / geschlossene Fragen, Nachfragen, gezielte Fragen,
  vertiefende Aspekte erfragen

Interaktion
... bezeichnet das wechselseitige aufeinander Einwirken von Akteuren oder Systemen, z.B.

- die Verteilung der Redeanteile innerhalb einer Gesprächssituation
- die Möglichkeiten der Aktivierung des Gesprächspartners
- die Gestaltung des Kontaktes im ausgewählten Setting

Empathie
... beschreibt die Fähigkeit, sich in die Gedanken, Gefühle und Bedürfnisse
anderer Menschen einzufühlen.

- Entschlüsseln nonverbaler Botschaften
- Mitgefühl
- Erleben ähnlicher Gedanken und Erinnerungen
- Empfinden analoger physiologischer Reaktionen
- Entstehung helfender oder unterstützender Handlungsimpulse

Ausbildungssupervisions-Konzept

Personale Kompetenz

... beschreibt professionelle Fähigkeiten, die die persönliche Ebene betreffen und die zur Ausgestaltung des Kontakts sowie der Arbeitsebene entscheidend beitragen.

Ethische Grundhaltung
...meint die Haltung, innerhalb der Arbeitsbeziehung und innerhalb des professionellen Handelns.

* Sichtweise auf sich selbst und andere (Wertschätzung)
* Verantwortungsbewusstsein
* Integrität

Nähe-Distanz-Balance
...ist die Fähigkeit, eine Arbeitsebene mit angemessener Balance zwischen Nähe- und Distanz herzustellen.

* Kontaktverhalten, Blickkontakt
* Flexibilität im Kontakt
* Abgrenzung und Rollenklarheit
* Struktur und Orientierung (z.B. Zeit begrenzen,...)

Selbstvertrauen
...heißt, Vertrauen und Sicherheit in die eigene Kompetenz zu haben.

* Persönliche Stabilität
* Sicherheit in der Selbsteinschätzung
* Bewusster Umgang mit Stärken und Schwächen

Zuverlässigkeit
... ist die Fähigkeit, innerhalb der professionellen Arbeit eine angemessene Stabilität und Verlässlichkeit zu zeigen.

* Selbständigkeit
* zeitliche Planung und Struktur

Authentizität
...ist der stimmige Ausdruck der eigenen Persönlichkeit unter Berücksichtigung der eigenen Biographie.

* Transparenz des eigenen Standpunktes
* Kongruenz

Ausbildungssupervisions-Konzept
Reflexions - Kompetenz

... meint die Fähigkeit, therapeutische Prozesse zu beobachten, zu
beschreiben und auszuwerten.

Reflexion beteiligter Perspektiven
...bedarf der Wahrnehmung, Beobachtung und Beschreibung beteiligter /

- Reaktionen des Gegenübers adäquat einschätzen / interpretieren
- Beteiligte prozessorientiert mit einbeziehen
- Interdisziplinäres Arbeiten
- ICF

Analyse der Wirksamkeit
.. durch die regelmäßige Reflexion und Evaluation (Auswertung) von Zielsetzungen und
Therapieprozessen.

- Überprüfbare und differenzierte Zielformulierungen
- Anwendung der 5 Schritte:
  1. Beantwortbare Frage formulieren
  2. Hilfreiche Informationen suchen und finden
  3. Kritische Bewertung der gefundenen Infos
  4. Relevante Erkenntnisse in die Praxis umsetzen
  5. Bewertung der aus der Umsetzung resultierenden Ergebnisse/Veränderung

Selbstwahrnehmung
... ist die Wahrnehmung innerer und äußerer Prozesse, d.h. die Beobachtung eigener
Empfindungen, Verhaltensweisen und Reaktionen sowie deren Außenwirkung.

- Wahrnehmung & Formulierung eigener Lernaufgaben
- Wahrnehmung eigener Befindlichkeiten und Emotionen
- Ausdruck und Wirkung eigener Gefühle, Gedanken und Haltungen

Methodenreflexion
...benötigt Sicherheit in der Beobachtung, Auswertung und Anpassung durchgeführter
Methoden und Konzepte.

- Sichere Auswahl und Anwendung von Fachwissen
- Differenzierende schriftliche Darstellung (Begründungen)
- Verwendung von Fachtermini
- Clinical reasoning
- ICF

Rollenreflexion
... bedarf der Wahrnehmung, Beobachtung und Beschreibung eingenommener Rollen und
deren Auswirkungen.

- Bewusstheit über Kompetenzentwicklung und Entwicklungsziele
- Wahrnehmung bezüglich Wirkung und Verhalten von Rollenkontexten
- Therapeutische Haltung

Fragebogen zum Einstieg in die Supervision:

Liebe/-r Studierende,

mit diesem kleinen Fragebogen möchte ich Sie gerne einladen, sich auf unsere gemeinsame Zusammenarbeit einzustimmen.

Welche Kompetenzen, Erfolgsstrategien oder auch positiven Lernerfahrungen bringen Sie für diesen Fall mit? Worauf sind Sie besonders stolz?

Was wären die drei positivsten Effekte, die am Ende unserer gemeinsamen Supervision in Ihrem "Lerntagebuch" stehen könnten?

Wie kann ich Sie am besten unterstützen, damit dies gelingt?

Angenommen ich trete bei Ihnen in ein Fettnäpfchen. Was wäre dazu am besten geeignet?

Wie kann ich mich verhalten, um Sie während der Supervision so richtig auf die Palme zu bringen?

Woran merken Sie, dass der Prozess in die richtige Richtung läuft?

(Quelle, Kröckel, 2017)

Printed in the United States
By Bookmasters